JN086062

I want to improve my skills

ナースのためのスキルアップノート

看護の現場ですぐに役立つ

訪問看護のキホン

ライフステージごとのケアの方法がわかる！

上野 佳代／青山 泉 著

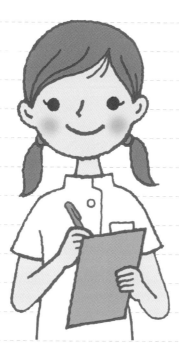

秀和システム

はじめに

　訪問看護は、地域で生活していく中で医療や看護が必要な子どもから高齢者までを対象としています。では、いまどのような支援が必要なのでしょう。

　近年、医療界では先進医療によって生命が長く維持されるようになり、訪問看護でも医療依存度の高い小児から高齢の方までの利用者が増えています。

　特に高齢者の場合は、加齢や健康障害による介護と共に、認知症などで生活に支障が生じている方へのサポート支援も必要です。

　しかも最近では、介護環境をめぐる問題点が数多く指摘されています。具体的には、在宅看護を支える家族の高齢化に伴う老老介護や認認介護、さらには介護を担う子ども世代の引きこもり（いわゆる8050問題）などです。

　こうした環境の変化による生きづらさやリスクの中で、療養者と共に生活する家族を含めて、まるごと看護をする訪問看護の責任はとても重いものです。それだけに、療養者本人と家族に寄り添いながら個別性のある看護をするのは、やりがいのある仕事だともいえるでしょう。

　本書では、新たに訪問看護師になる人やなりたての人が活用できるように、必要な看護・社会資源の知識に加え、看護に活用できる自然療法についても解説しました。

　また、地域で生活する人々が生活し続ける（エイジング・イン・プレイス）ためには、多職種連携という視点が重要です。本書では、医師、看護師、リハビリ専門職、栄養士、歯科衛生士、社会福祉士、介護福祉士、鍼灸師や整体師などの専門職がどのような役割を担い、看護師がどのような役割を果たすのかを知っていただくことも目指しています。本書を読んでくださったみなさんの看護活動に少しでもお役に立てることを心より願っております。

　本書で取り上げたケーススタディの執筆にあたっては、できるだけリアルに訪問看護の現場を知っていただけるよう、療養者とそのご家族にご協力いただきました。心より感謝申し上げます。また、本書の執筆や編集にご協力いただいた多くの専門職の方々に御礼申し上げます。なお、本書で取り上げた事例はあくまで一般的な例であり、ご協力いただいた専門職の方々が所属するステーションとは関係がありません。また、この紙面をお借りして、訪問看護に関する貴重なエビデンス資料をご提供いただきました先生方、諸機関の専門職の方々にも感謝申し上げます。

2021年3月　　　　　　　　　　　　　　　　　　　　　　　　　　上野佳代

看護の現場ですぐに役立つ
訪問看護のキホン

chapter 1 訪問看護の意義と実務

chapter 2 訪問看護師と多職種連携

chapter 3 フィジカルアセスメントと生活機能支援

chapter 4　在宅医療と疾患別ケア

chapter 5　在宅医療と小児看護

chapter 6　認知症のケア

chapter 7 訪問看護における倫理と意思決定支援

chapter 8 アロマテラピーと訪問看護

chapter 9 訪問看護における感染対策

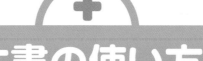

本書の使い方

　本書はchapter 1からchapter 9までで構成されています。

　訪問看護は、小児から高齢者まで幅広い年齢層の療養者（訪問看護利用者）を対象とするため、様々な疾患への対応が求められます。また療養者は、地域でその人らしく暮らす生活者であり、看護ケアに加え機器管理や服薬指導、家族支援なども必要です。本書はそれらをカバーする構成になっています。

chapter 1　訪問看護の意義と実務

　訪問看護を始めるにあたり、知っておきたい基本となる知識をまとめます。病院看護では患者さんの疾病ケアが中心となりますが、訪問看護では生活者である利用者を対象としています。そのため、利用者のケアはもちろん、ご家族への支援などケアの範囲が広いのが特徴です。

chapter 2　訪問看護と多職種連携

　訪問看護の利用者は、地域でその人らしく暮らしながら健康維持と機能回復を目指しています。これらの支援にあたるのが訪問看護師ですが、このほか療法士や介護士など、他の専門職種のスタッフも関わっています。ここでは、これらの職種のスタッフとどのように連携していくのかについて説明します。

chapter 3　フィジカルアセスメントと生活機能支援

　在宅医療では利用者は生活者でもあるので、フィジカル面と生活機能の両面でアセスメントが必要です。そのことを踏まえつつ、利用者を支援する方法を見ていきます。

chapter 4　在宅医療と疾患別ケア

　訪問看護の対象となる様々な疾患に対しての医療ケアおよび機器の使用・管理のほか、近年増加している在宅での透析治療を取り上げて説明します。

chapter 5　在宅医療と小児看護

　訪問看護で扱う在宅医療の1つに小児看護があります。ここでは、小児疾患の特徴と疾患別ケアのほか、小児看護に欠かせない家族支援についても見ていきます。

chapter 6　認知症のケア

認知症には様々なタイプがあり、タイプによって症状にも違いがあります。ここでは、タイプ別の病態、そして周辺症状の悪化を防ぐケアについて説明します。

chapter 7　訪問看護における倫理と意思決定支援

訪問看護で倫理問題として考えなければならないのが、ハラスメントと看取りへの対応です。ここでは、看護師として暴力やハラスメントへは毅然とした対処が必要であること、看取りでは家族に寄り添って傾聴すべきであることを説明します。

chapter 8　アロマテラピーと訪問看護

最近、訪問看護で広く行われるようになったものに自然療法があります。ここではその1つであるアロマテラピーを取り上げ、そのエビデンスと効用について紹介します。

chapter 9　訪問看護における感染対策

ここでは感染対策、特に新型コロナウイルス感染症を含めたウイルス感染症の感染経路と、その予防策である手洗いなどの感染対策を中心に見ていきます。

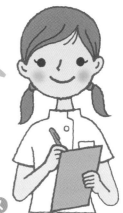

訪問看護って、1人でケアをすることだと考えると不安ですよね。本書で訪問看護に必要なケアのポイントをご一緒に身に付けましょう。

新人ナース

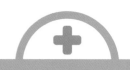

本書の特長

　超高齢社会を迎えて訪問看護を必要とする人は増加しており、そのニーズも多様化しています。しかも、入院患者さんの多くは在宅での療養を希望していて、国もそれを推奨していますので、今後ますます訪問看護のニーズが増加すると予想されます。

　ただし、訪問看護は医療ケアから機器の管理、服薬、栄養指導まで多岐にわたるため、利用者やご家族の協力を得ると共に、多職種との連携も必要です。

　本書では、そのためのスキルが身に付くよう、様々な工夫を取り入れています。

役立つ ポイント1　在宅の療養者が抱えている疾患別の症状とそのケアがよくわかる

　在宅医療が必要な利用者の主疾患は、循環器系疾患から呼吸器系、がんや認知症まで多岐にわたります。本書では、疾患のアセスメントから、観察のポイント、医療ケアの方法までをわかりやすく説明しており、適確な対応ができるようになります。

役立つ ポイント2　図やイラストから疾患とそのケアの具体的なイメージがつかめる

　図やイラストを多用し、疾患の原因と症状、治療について具体的にイメージできるように構成されています。

役立つ ポイント3　疾患別アセスメントの進め方、注意点がわかる

　在宅の医療ケアにあたり、まず利用者の健康状態を把握しなければなりません。そのアセスメントのためには情報収集と観察が必要です。疾患の症状や重症度によって注意すべきことが多くあります。それらを理解しやすい形でまとめていますので、個々の療養者に合った的確な医療ケアと療養指導ができます。

役立つ ポイント4　ベテランナースや先輩ナースのアドバイス

　ベテランナースや先輩ナースのワンポイントアドバイスを随所に入れましたので、併せて読むことでより理解が深まることでしょう。

役立つ ポイント5　小児の療養者に対する理解が深まる

　近年、訪問看護で増えている小児の主な疾患とそのケアのほか、子どもを対象とした訪問看護師の役割や支援の目標の定め方、ケアのポイント、観察の視点が理解できるようになります。

役立つ ポイント6　多職種との連携の工夫がわかる

　利用者・家族が望む生活機能への支援では、理学療法士（PT＊）、作業療法士（OT＊）など、多職種との連携が欠かせません。本書では、他職種との連携により、利用者・家族の意向を尊重しながら、本人が希望する生活機能の維持・拡大が可能となることがわかります。

役立つ ポイント7　透析治療がよくわかる

　透析治療が必要な療養者は、治療が一生続くことから、将来への不安などに対する精神的なケアが求められます。本書では、こうした透析患者に必要な保険制度などの社会資源の使い方や、病状の悪化を最小限にして生活の質を維持するための治療継続のポイントなどがよくわかります。

役立つ ポイント8　アロマテラピー療法のエビデンスと効果がわかる

　ヨーロッパにおいて看護に広く取り入れられている自然療法の1つにアロマテラピーがあります。アロマテラピーでは、薬を使わずに、療養者の心をリラックスさせたり痛みを和らげることができます。本書では、エビデンスやその効果を理解することができます。

＊PT　Physical Therapistの略。
＊OT　Occupational Therapistの略。

この本の登場人物

本書の内容をより深く理解していただくために、ステーションの所長、医師、ベテランナースが
アドバイスや、ポイントの説明をしています。
また、新人ナースのほかリハビリ専門の療法士や療養者のみなさんも登場します。

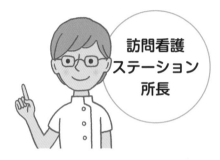

訪問看護ステーション所長

訪問看護ステーションの管理者であり、看護実践現場でのケアと訪問看護への思いの熱い看護歴25年の所長です。

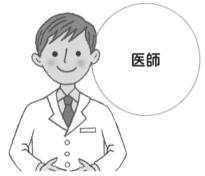

医師

病院の勤務歴8年。的確な判断と処置には定評があります。

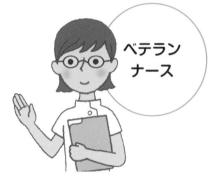

ベテランナース

看護歴10年。やさしさの中にも厳しい指導を信念としています。

新人ナース

看護歴1年。訪問看護について勉強しています。医師や先輩たちのアドバイスを受けて早く一人前のナースになることを目指しています。

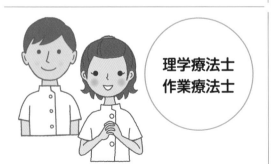

理学療法士 作業療法士

療養者が障害前に持つ機能のリハビリを担う専門職であり、看護師や介護士と連携して療養者を支援するスタッフです。

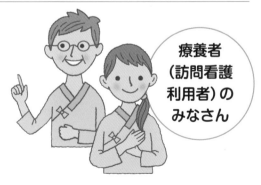

療養者（訪問看護利用者）のみなさん

療養者のみなさんからも、ナースへの気持ちなどを語っていただきます。

chapter 1

訪問看護の意義と実務

訪問看護を始める前に、訪問看護とは何か、病院看護とどこが違うのか、

またどういう役割を持っているのかを知っておきましょう。

ここでは、基本的な知識といえる訪問看護の目的から

看護師の位置付けや姿勢、役割、仕事内容までを見ていきます。

訪問看護の目的と心がまえ

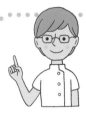 訪問看護は病院看護と異なり、利用者が生活している場へ出向いて、抱えている疾病や障害の看護ケア、健康維持のための指導およびQOLの向上支援を行います。訪問看護の目的は、生活者である利用者の医療ケアと健康維持、生活支援にあります。

✚ 訪問看護の目的達成に必要なこと

　訪問看護には目的があり、それを達成するためには以下の項目を念頭に置いて進めていく必要があります。

●訪問看護の姿勢

　訪問看護では、利用者の生活の場に出向いて看護を行います。そのため、利用者とその家族がそれぞれの価値観や生活信条を持ちつつ生活している場で支援する、ということを常に心にとめておく必要があります。その上で、疾患や健康障害の治療・看護が必要な、子どもから高齢者まで幅広い年齢層の利用者への支援を、それぞれの生活の場で提供することになります。

　したがって、訪問看護の利用者やその家族がこれまでどのような生活を営んできたのか、また、これからどのように治療や看護を受けながら過ごしたいのかを十分把握し、生活の質の向上（QOL＊）を目指します。主体は利用者であることを十分に理解して支援しましょう。

●意思の尊重について

　訪問看護を受ける人とその家族には、「どのような治療や看護を受けながら生活を送りたいのか」という意思をよく傾聴する必要があります。

　その人がどこでどのように生活したいのか、どのように生きたいのか、という本人の意思と家族の意向を踏まえた支援になります。さらに、本人の意思や家族の意向は変化します。その気持ちの変化にも寄り添い、訪問看護を受けながらよりよい生活を送れるように支援していきます。

●ニーズとデマンド

　訪問看護において、専門職は援助の必要性（ニーズ）、必要な支援の内容をアセスメントしますが、訪問看護を利用する利用者とその家族には、支援の要望（デマンド）があり、ニーズとデマンドが異なる場合もあります。訪問看護では、利用者が望む支援をすることは重要ですが、要望のすべてに沿うわけではないことを理解しておく必要があります。

＊QOL　Quality Of Lifeの略。

● 訪問看護師に求められる資質とは

訪問看護では、基本的に利用者の看護ケアと生活支援を行います。そのために必要なことが、利用者およびその家族との関係づくりです。

これは看護師の性格が社交的でなければならないということではありません。関係づくりに不可欠の要素である率直さ、相手を思いやり共感する力、それに主体性と自律性が、訪問看護師に最も求められる資質です。

訪問看護師の心がまえ

訪問看護師に必要な心がまえとして、以下のことが挙げられます。

● 誠実さとコミュニケーション能力

利用者に社会保険や訪問看護のサービスを理解してもらうためには、丁寧でわかりやすい説明ができて相手に誠実さを感じさせるコミュニケーション能力が必要です。もちろん看護の手技、訪問マナーも欠かせません。

● 利用者の「生活の場での看護」という意識を持つ

①在宅でのケアは利用者が生活する場で行うものであり、医療や看護に必要なものが十分そろっているとはいえません。ケアに必要な用具や薬剤が、その家庭にあるかどうか事前に把握し、家庭にないものは看護師が持参するようにします。

また、使用する衛生材料によっては高価なものもあります。その場合は、代替品の検討など、利用者やご家族への経済面での配慮も必要です。

②生活支援に関しては、療養者とその家族で、支援内容に対する要望が異なることがあります。こうした場合、訪問看護師は本人と家族の要望を調整しつつ、本人の望む生活へと近付けます。

● 判断力と「報連相」

療養者の体調の変化には注意が必要です。療養者に何かしらの症状がある場合は、念のため、家族に対して観察への協力を依頼するなど、先を予測した指導やケアが必要となります。

訪問看護は、基本的に1人での医療ケアとなります。療養者の体調を観察して判断に迷いが生じた際は、医師はもとより、上司や他のスタッフに相談することが大切です。

初めて訪問したときに、利用者から毎日訪問してほしいと要望され、返答に窮しました。訪問看護では利用者ファーストが求められていますが、一方、そのサービスが他の利用者に対して公平さを欠くことにならないかどうか、常に気を配らなくてはならないからです。

新人ナース

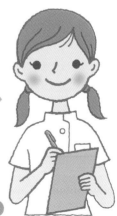

訪問看護ってどういう仕事、その役割とは

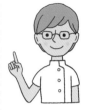
訪問看護の役割は、小児から高齢者までの病気や障害を持った人が、住み慣れた地域や自宅で、本人や家族の希望に沿って、その人らしく生活できるよう、看護師が多職種と協働しながら療養生活を支えることです。ここでは、訪問看護師の具体的な仕事内容および関わる専門スタッフについて見ていきます。

病院看護と訪問看護の役割の違い

病院看護と訪問看護の大きな違いは何でしょう。

病院では「患者さんが抱えている健康課題を解決すること」に着目するケースがほとんどです。しかし、訪問看護を利用する方は、地域や自宅での生活を送っていることが前提なので、医療的ケアはもちろん、「利用者が望む生活を支えること」が大切な視点だといえます。

訪問看護の具体的な仕事は、健康状態の把握、療養上の支援（清潔のケアや口腔ケア）、医療処置（褥瘡処置や血糖測定など）、医療機器管理、在宅でのリハビリテーション（機能訓練や拘縮予防）、家族への支援、終末期の支援、医療専門職やケアマネジャーなどとの連絡調整です。

また、訪問看護の対象は、乳児から高齢者まですべての年齢の方であり、医師が「訪問看護指示書」を発行した利用者に対し、訪問看護サービスを提供しています。

訪問看護の強みは、利用者の生活を中心に据え、その人らしい生活をしながら医療や看護を受けることができる点です。

自宅での療養を希望する利用者が、安心して在宅療養を選択し、在宅医療・訪問看護サービスを受けられるように、訪問看護師は、総合的にアセスメントしながら支援します。

●訪問看護サービスと関連する専門スタッフ

訪問看護では、医療的ケアや療養生活支援などのサービスが求められるので、多くの医療関係スタッフが連携協力し、利用者の療養生活支援を行っています。

訪問看護のスタッフは、看護師、准看護師、保健師、助産師、理学療法士、作業療法士、言語聴覚士などの、国家資格の保有者で構成されています。そして、これらのスタッフが、主治医の指示（訪問看護指示書）のもとで他の介護事業者と連携しながら、自宅で療養中の利用者を訪問し、療養上の世話や診療の補助を行っているのです。

●訪問看護サービスに適用される保険

訪問看護サービスの提供にあたっては、利用者の年齢や疾患の種類などによって適用される保険（医療保険・介護保険）が異なっていて、訪問回数にも違いがあります。

保険適用に関しては、専門家であるケアマネジャー（介護支援専門員）やソーシャルワーカー（社会福祉士など）と連携していきます。

▼訪問看護サービスの主な内容

【医師との連携・医療的処置】
・点滴、注射、高カロリー輸液
・ポート管理、褥瘡処置
・在宅酸素療法、カテーテル管理など

【観察・療養上の世話】
・血圧、脈拍、体温など全身状態の観察
・排泄援助、食事摂食介助
・リハビリ、スキンケア、内服管理など

訪問看護サービス

【精神的、心理的な看護】
・緩和ケア
・マッサージ、アロマテラピーなど

【その他】
・福祉用具の相談支援、家族への教育
・相談・支援

訪問看護サービスを利用するまでの流れ

　訪問看護を利用するためには、主治医からの「訪問看護指示書」の交付が必須です。また、介護保険利用時にはケアマネジャーによるケアプランの交付を受ける必要があります。特に年齢によっ て保険が異なることを覚えておきましょう。

　年齢・疾患別の医療保険・介護保険の訪問利用についての仕組みは下図のとおりです。

▼年齢・疾患別の医療保険・介護保険の訪問利用

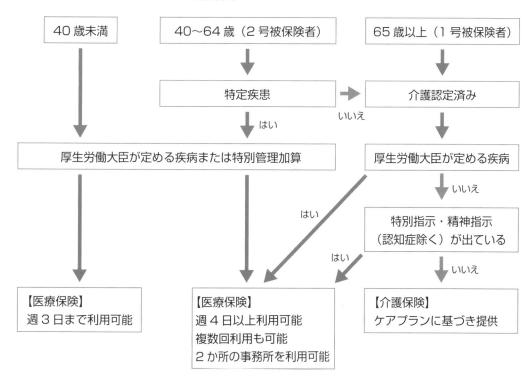

訪問看護サービス利用における保険

　訪問看護サービスの利用回数や時間数は、利用する保険や疾患によって異なります。訪問看護での介護保険と医療保険について説明しましょう。

●介護保険の訪問看護を利用する場合

　介護保険で訪問看護を利用する場合は、利用回数に制限はありません。1回の利用時間については4区分があり、必要性に応じて選択することができます。

　ただし、介護保険サービスの利用にあたっては支給限度額が設定されており、支給限度額を超えて介護保険サービスを利用することはできません。なお、限度額を超えるサービスは、全額自己負担となります。

> **要チェック**
> ### 介護保険認定は早めの準備がカギ

　介護保険サービスを利用する場合は、あらかじめ介護保険の申請手続きを行い、要介護認定を受ける必要があります。通常、介護認定の結果通知までには1か月を要します。

　入院・入所中の利用者が、自宅に戻ってすぐに介護保険サービスを使えるようにするためには、院内のソーシャルワーカーや市区町村窓口に相談してもらいましょう。介護保険の申請手続きは、居住地域の市区町村や、地域包括支援センターで行えます。

●医療保険の訪問看護を利用する場合

　医療保険の適応条件を満たした人は、週に1〜3回まで訪問看護を利用することができます。1回の利用時間は原則として30〜90分の範囲です。

・保険適応となる長時間の訪問看護サービス（90分を超えるサービス）

　医療保険では、在宅腹膜灌流の利用者や、急性増悪時など、週1回まで90分を超えるサービスが可能です。さらには、15歳未満の超重症児などの訪問看護は週3回まで可能な場合があります。

　医療保険では介護保険とは異なり、支給限度額がないので、医師が必要性を認めれば、利用回数・利用時間の上限まで訪問看護を利用することができます。

●自費の訪問看護を利用する場合

　自費の訪問看護については、毎月の利用回数や滞在時間、提供するサービス内容に制約はありません。また、介護保険や医療保険での訪問看護と併用することも可能です。

　家族が介護に携われない方や、重い病気・症状の方は、公的な訪問看護サービスでは、必要な利用回数や利用時間を満たせないことがあります。そのような場合は、自費の訪問看護を利用して、足りないぶんのサポートを受けることができます。

・医療保険の場合

　医療保険の場合、長時間の利用要件を満たしていない利用者は、越えたぶんについては自費で支払います。また、土日・祝日は追加料金がかかるステーションもあり、自費の設定額も異なる場合があるので確認しましょう。

訪問看護の利用者に適用される、医療保険と介護保険の違いに混乱しました。居宅サービスの入所系、通所系についてもわかりにくかったです。

新人ナース

●特別訪問看護指示書について

・介護保険で急性増悪ケアの場合

　介護保険で、急性増悪における頻回訪問や集中的なケアが必要な場合（例えば、退院直後、真皮を越える褥瘡など、主治医が週4日以上の頻回な訪問看護が必要と判断した場合）、その診察日から指示期間（最長14日間）に限り交付できます。基本は1か月に1枚のみですが、褥瘡に対して出された場合のみ、1か月に2枚まで交付してもらうことができます。

　この場合、訪問看護師は訪問看護指示書を交付している主治医に対して、毎月、報告書と計画書を提出する義務があり、1か月に1回、主治医とケアマネジャーへ報告書を提出しています。

●その他

　例外として、末期の悪性腫瘍、筋委縮性側索硬化症など（厚生労働大臣が定める疾病）、気管カニューレなどの特別な管理を必要とする人（医：特別管理加算対象者）、病状の悪化などにより特別訪問看護指示期間にある人は、週4日以上、かつ1日に2～3回の複数回訪問看護での利用ができます。

　加えて、複数の訪問看護ステーションを利用することができます。ただし、同一日に複数の訪問看護ステーションを利用することはできません。

訪問看護の形態

　訪問看護は、医療保険と介護保険を利用したサービスが受けられます。では、介護保険によるサービスにはどんなものがあるのでしょう。

・訪問看護
・療養通所介護（人工呼吸器使用など、医療・介護ニーズを有する療養者の通所の場）
・看護小規模多機能型居宅介護（医療依存度の高い、独居の終末期等の療養者の通所、宿泊、訪問看護や介護）
・介護保険による通所介護

●介護保険による通所介護
　（デイケア・デイサービス）

　介護保険サービスにおける通所介護をデイサービスといいます。デイケアとは「通所リハビリテーション」で、リハビリ職によるリハビリテーションを受けることができるものです。

居宅サービスの種類

　在宅で生活をしながらどのような介護保険サービスを利用できるのか見てみましょう。

・入所系サービス：特別養護老人ホーム、介護老人保健施設、グループホームなど。
・通所系サービス：デイサービス、デイケア、療養通所介護。
・訪問系サービス：往診、訪問看護、訪問介護（ヘルパー）、訪問入浴、訪問リハビリテーション。
・上記のサービスを網羅している看護小規模多機能型居宅介護。

訪問看護師の1日

　訪問看護師の仕事スケジュールがどうなっているか、訪問看護師のある1日を見てみましょう。

▼訪問バッグ持参で訪問出発

□血圧計	□ディスポ手袋	□感染対策グッズ
□聴診器	□手指消毒	①サージカルマスク（予備）
□パルスオキシメーター	□爪切り	②アルコールジェル
□秒針付き時計	□ペンライト	③ディスポエプロン袖付き
□アルコール綿	□筆記用具	④ビニール袋（大）
□カルテ	□メモ帳など	
□体温計	□古新聞	

▼ある日の訪問看護師のスケジュール（記載例）

9：00〜	申し送りやカンファレンス
9：30〜	出発（約束の時間に玄関のベルを鳴らすように行きます）
9：45〜（30分）	1例目（高齢者①）：バイタルサイン、足浴、爪切り、保湿ケア、内服確認、コグニサイズ（p.41）
10：30〜（120分）	2例目（小児）：バイタルサイン、全身清拭、手浴、肺理学療法、吸引、内服、経管栄養
昼休み　（60分）	
14：00〜15：30（90分）	3例目（高齢者②）：食事介助、DIV（点滴）交換、褥瘡処置、摘便or浣腸、吸引
15：45〜16：45（60分）	4例目（高齢者③）：バイタルサイン、浣腸、摘便、リハビリテーション
17：00〜18：00	訪問看護ステーションに戻りカルテ記録、PC入力など

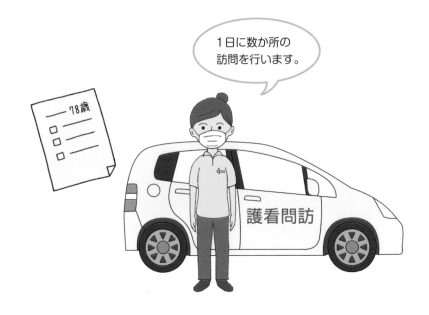

1日に数か所の訪問を行います。

chapter 2

訪問看護師と多職種連携

訪問看護は、地域で生活する利用者の
健康維持と機能回復を図り、その人らしく暮らしてもらうために、
介護職やリハビリテーション専門職などと連携しています。

リハビリテーションにおける多職種連携

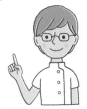 リハビリテーションというと、専門の療法士が行う機能回復訓練を想像しがちですが、それらは医学的リハビリテーションの一部です。看護師も医学的リハビリテーションの分野に属し、その専門性を生かして、利用者の支援を行っています。そこで、訪問看護師が専門職と連携するために、それぞれの職種の役割を見てみましょう。

リハビリテーションの専門職とは

訪問看護に欠かせないリハビリテーション専門スタッフとして、以下で述べる専門職がいます。専門職のスタッフはどのような役割を担っているのかを紹介します。

● リハビリテーション専門職の役割

リハビリテーションに関わる専門職には、理学療法士（PT＊）、作業療法士（OT＊）、言語聴覚士（ST＊）がいます。これらの専門職が、利用者の生活する地域に出向いて行う支援を**訪問リハビリテーション**といいます。各職種の専門性には、下表のようにそれぞれの対象、目的、手段があります。

訪問看護において、ADL＊（日常生活活動）やQOLを高めるために、リハビリの多職種の専門スタッフとチームで問題を解決していきます。

▼理学療法・作業療法・言語聴覚療法の定義

	理学療法（PT）	作業療法（OT）	言語聴覚療法（ST）
対象	身体に障害がある者	身体または精神に障害のある者	音声機能、言語機能または聴覚に障害のある者
目的	基本的動作能力※1の回復	応用的動作能力※2または社会的適応能力※3の回復	上記機能の維持向上
手段	治療体操その他の運動を行わせる。また、電気刺激、マッサージ、温熱その他の物理的手段を加える。	生活すべてを作業と考える。また、手芸、工作などを行わせる。	言語訓練その他の訓練、これに必要な検査および助言、指導その他の援助を行う。

※1　基本的動作能力：座ったり、立って歩くなど基本となる動作能力。
※2　応用的動作能力：食事や整容・更衣・トイレ・入浴などの活動。
※3　社会的適応能力：家事活動、就学・就職、地域活動への参加。

＊ PT　Physical Therapistの略。
＊ OT　Occupational Therapistの略。
＊ ST　Speech Therapistの略。
＊ ADL　Activities of Daily Livingの略。

訪問看護師と理学療法士、作業療法士、言語聴覚士の連携

訪問看護師は、理学療法士（PT）、作業療法士（OT）、言語聴覚士（ST）のそれぞれの役割を十分理解した上で、常に連携しながら看護業務を遂行することになります。

●理学療法士、作業療法士、言語聴覚士の役割

訪問看護事業所における理学療法士などによる訪問看護は、その訪問が看護業務の一環としてのリハビリテーションを中心としたものである場合、看護職員の代わりに訪問するという位置付けとなり、その役割を果たしています。

利用者によって求められる役割が異なるので、必要性に応じて介入する職種を検討し、ときには複数の職種が介入します。

例えば、「家の中を歩けない」「車いすへの乗り移りの介助指導が必要」などの基本的動作能力の低下が課題の場合は、理学療法士が介入します。

また、「ズボンの着替えができない」「包丁の操作に利き手交換が必要」などの、ADL（日常生活活動）、IADL＊（手段的日常生活動作）の能力低下が課題の場合は作業療法士が介入します。

一方、「構音障害がある」「失語症で家族とのコミュニケーションがとりにくい」などの課題がある場合は言語聴覚士が介入します。

●看護師とPTなどの連携の評価

理学療法士などによる訪問リハビリテーションについて、2018（平成30）年の医療保険法・介護保険法の改正により、看護師が計画書および報告書を作成する場合は、訪問看護サービスの利用開始時および利用者の状態の変化などに合わせ、看護師が定期的な（少なくとも3か月に1回程度）訪問をして利用者の状態の適切な評価を行うことが要件となりました。

それまでは、理学療法士などによるリハビリテーションが中心の場合、看護職員による訪問は義務化されていませんでした。

つまり、よりよい看護・リハビリテーションサービスのために、看護師と理学療法士などの職種間で、役割や専門性の相互理解に基づいた密な連携、包括的な評価や支援がこれまで以上に求められているといえます。

理学療法士や作業療法士は、排泄行為における移動や衣類の着脱、便器の立ち座りなどの動作全般の機能回復を得意としています。連携していきましょう。

ベテランナース

＊IADL　Instrumental Activities of Daily Living の略。ADLのうち高度な運動や記憶力を必要とする動作のこと。

✚ その他の専門職との連携例（柔道整復師）

　訪問看護師が連携する職種は前述のリハビリテーション専門職ばかりではありません。利用者の生活機能のリハビリを行う**柔道整復師**の役割も理解しておきましょう。

●柔道整復師による訪問診療

　近年、町でよく見かける整骨院や接骨院で治療をしているのが柔道整復師です。柔道整復師は国家資格であり、それに基づき治療を行っています。

　柔道整復師の仕事内容としては、骨折、脱臼、捻挫、打撲などに対して、手術や投薬をしないで、整復、固定、後療法により機能回復を目指します。その施術と連携の可能性を知っておきましょう。

●柔道整復師の可能な施術と役割

　柔道整復師の可能な施術と役割は、以下のようになっています。

・問診でケガの状況を把握
　柔道整復師は、診断とX線照射はできません。
・触診で状況を把握
　患部の腫脹、熱感、血腫の有無の確認、可動域の確認と動作時の疼痛の状況を把握します。
・患部冷却、炎症・疼痛誘発物の除去
・周辺の軟部組織のマッサージ、および柔軟性などの回復術
・患部のリハビリテーション
　訪問診療では、家庭にあるタオルや枕、クッションなどを借用し、利用者ができる範囲のリハビリテーションを行います。その際、必要に応じてテーピングでサポートをします。運動時痛や圧痛が見られなくなったら、自ら運動を行い（自動運動）を行い筋力の強化をしていきます。患部の状態を見て骨格矯正を行うことができます。

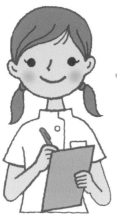

生活を支えるためには、生活機能におけるリハビリテーションの療法士との連携は欠かせません。ステーションによっては、柔道整復師さんがいるんですね。

新人ナース

多職種連携のためのICF活用

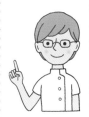 利用者・ご家族を中心に、医療・介護・福祉などの専門職がチームを組み、それぞれの役割を果たす多職種連携について考えてみましょう。多職種の専門職間、あるいは専門職と利用者・家族の間の相互理解に役立つ共通言語として**ICF** * (**国際生活機能分類**) があります。これは、リハビリテーション実施計画書やケアプランの作成などに活用されるツールとしても知られています。

多職種による生活機能の評価と支援

多職種連携によるリハビリテーションの場合、専門職種によって身体機能や活動に対する視点や評価が異なります。そのため、リハビリテーションのツールとしてICFを活用することになります。

● **看護師とリハビリテーション専門職の支援**

看護師と理学療法士 (PT) などは専門的な視点で評価、アプローチを行っています。

例として、ICFを利用した、看護師と理学療法士の排泄評価の視点を見てみましょう。

下表のように、生活機能 (心身機能、身体構造、活動) に対する看護師の視点と理学療法士などの視点は異なります。看護師が主に尿の性状を含めた排尿自体の評価を行うのに対し、理学療法士などは、トイレまで行って排尿し、また居室に戻るまでの移動も含めた、排尿に関わる動作全般の評価を行います。

両者とも排泄行為の自立度向上を共通の目的としながらも、それぞれの専門性をもとにした視点で評価しているのです。

▼排泄評価における看護師とPTなどの視点

生活機能	看護師	PTなど
心身機能・身体構造	体型、排尿評価 (尿・便意、回数、時刻、所要時間、量、色、臭い、便の硬さ、尿の浮遊物、食事量と内容、水分摂取量、残便感、腹部膨満、浮腫、発熱、脱水、ストレス、尿・便意表出困難時の表情など)	身体能力、高次脳機能、認知機能
活動	病前病後の生活状況、生活リズム	座位・立位保持能力、バランス、方向転換、排泄の一連の行為[1]

※1 排泄の一連の行為　次ページの「トイレでの排泄行為の流れの一例」を参照。

＊ICF　International Classification of Functioning, Disability and Healthの略。

● ICF に基づく事例の紹介（排泄）

　ここでは排泄を例に、ICFを用いて、排泄について考えてみましょう。

　排泄は、在宅生活を継続する上で大変重要な行為であり、排泄の自立度向上や実用的な介護の獲得は優先度の高い課題です。

　何らかの原因で不自由になると、人間としての尊厳を失う恐れがあるのみならず、介護者にとっても負担に感じることが多くなります。

　看護師は利用者やご家族の思いを傾聴し受け止めながら、利用者が持っている能力を最大限に引き出し、排泄行為の自立度向上、介護者の負担軽減を図っていきます。

　排泄ケアの視点で排泄行動の流れを見ると、排泄行動は、下図のように様々な動作が組み合わさった一連の行為として遂行されます。

▼トイレでの排泄行為の流れの一例

尿便意を感じる	立ち上がり	トイレまで歩行	ドアの開閉	下衣を脱ぐ	座る	排泄	ペーパーを切る	お尻を拭く	下衣をはく	立ち上がり	手を洗う	ドアの開閉	歩行	座る

　では、排泄に関する評価項目例をICFに基づいて分類してみます。

　排泄状況、薬剤の影響の有無、排泄動作能力、トイレ周辺の環境、介護状況、利用者や家族の考えなど、非常に多岐にわたる評価が必要であることがわかります。

　看護師のみならず、関わる専門職がその専門的な観点から評価を行い支援していきます。

看護師さんとは、アセスメントでICFを活用しているので情報を共有できますね。

学生のときには、様々なアセスメントツールを使ってきました。専門職と連携するツールとしてICFを活用し、利用者の実際の生活場面での活動や参加についての情報を共有して、よりよい生活支援を目指したいですね。

新人ナース

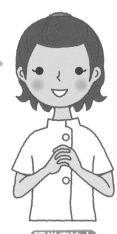

理学療法士

・ICF（生活機能）モデルで見た介護サービス（大川，2003）

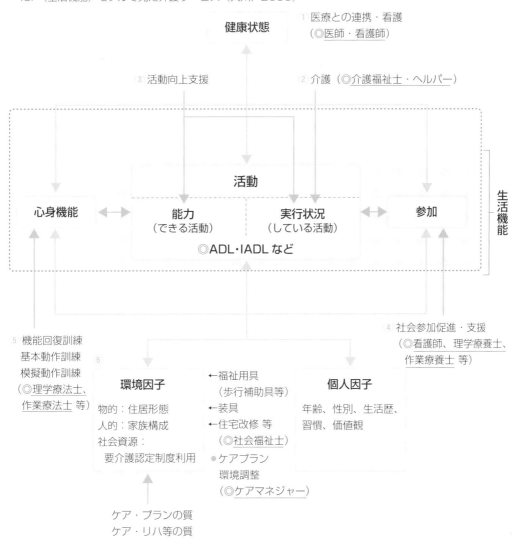

出典：大川弥生（2009）：「よくする介護」を実践するためのICFの理解と活用，p75，ICF（生活機能）モデルで見た介護サービス（大川，2003），看護師上野一部（◎）を改変

● 利用者・家族の意向を尊重した生活機能への支援

　生活機能への支援を行うにあたっては、多職種（理学療法士、作業療法士など）と連携をとり、利用者・家族の意向を尊重しながら、利用者本人が希望する目標を定めることで、生活機能の維持・拡大を図ります。

　それには、「いつまでにどのくらい障害が変化（改善、悪化もしくは変化なし）するのか」という予後予測ができなければなりません。

　改善が見込まれる場合は機能障害へのアプローチを優先し、見込みがない場合や時間がかかる場合などは環境へのアプローチを優先します。

さらに、家での生活行為の支援だけでなく、本人が望む活動の場への参加を支援することも重要です。したがって、リハビリテーションに関わる専門職である理学療法士、作業療法士の専門性の視点が不可欠となります。連携して、効果的なリハビリテーションアプローチをしていきましょう。

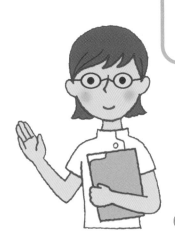

リハビリ職との連携において活用度の高いICFが例になっていますが、専門職間で情報を共有して支援していくことが大切です。

ベテランナース

column

訪問看護ステーションの個別性

　訪問看護ステーションの多くは、高齢者を対象としています。

　しかし、各ステーションにはそれぞれ得意な分野があります。例えば、子どもの訪問看護を得意とする訪問看護ステーション、精神疾患を有する療養者やその調整を得意とする訪問看護ステーションなどです。さらには、リハビリ職だけでなく柔道整復師のケアも取り入れた訪問看護ステーションがあります。ステーションが持つこのような専門的な特徴が「個別性」といわれるものです。

　訪問看護の役割は、こうしたステーションの個別性を生かして、子どもから高齢者まで、利用者とその家族に合った、よりよい生活を送っていただくために必要なケアを提供することです。

chapter 3

フィジカルアセスメントと
生活機能支援

・・・

訪問看護では、生活者である利用者に対してフィジカル面と
生活機能の両面でアセスメントすることになります。
ここでは、健康状態の把握といった医学的アセスメントと、
利用者が望む生活を支えるための生活機能のアセスメントおよび
その支援について見ていきます。

訪問看護における フィジカルアセスメント

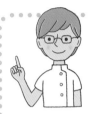

訪問看護では、フィジカルアセスメントである問診、バイタルサイン測定、フィジカルイグザミネーション（視診、聴診、触診、打診）を行い、また同時に生活アセスメントとして、食事や排泄、行動、睡眠、移動など、日常生活に影響がないか観察します。

問診、バイタルサイン測定とフィジカルイグザミネーション

利用者に異常が見られたときは緊急の対応が必要になるため、訪問看護師は、利用者やその家族についての観察や会話から、いつもと違うサインに気付き、予測を持って原因などを判断しています。

●何か違うことに気付く：**身体がだるい**

利用者の体調の異変に気付く例として、ここでは「身体がだるい」場合を見てみましょう。

利用者に倦怠感（身体のだるさ）が生じている場合は、下表の疾患が考えられます。

▼因子の種類と考えられる疾患

因子の種類	考えられる疾患
身体的因子	心臓疾患、呼吸器疾患（心不全、COPD＊など）
	血液疾患（貧血、血小板減少症など）
	栄養代謝疾患、栄養失調（潰瘍性大腸炎、クローン病、神経性食欲不振症など）
	脱水、電解質異常（低アルブミン血症など）
	神経・筋疾患（ALS＊、筋ジストロフィーなど）
	腎・肝疾患（慢性腎不全、肝硬変など）
	悪性腫瘍
	内分泌・自己免疫疾患（糖尿病、バセドウ病）
	感染症（肺炎、インフルエンザなど）
	慢性疲労性症候群（発熱、頭痛、関節痛など）
治療因子	化学療法、放射線療法など
精神心理的因子	抑うつ、ストレス、不安、睡眠障害

＊COPD　Chronic Obstructive Pulmonary Disease の略。慢性閉塞性肺疾患。
＊ALS　　Amyotrophic Lateral Sclerosisの略。筋萎縮性側索硬化症。

「療養者の訴え」からアセスメントする

利用者の身体がだるいといったような体調の変化でも、それに気付く方法として、以下のフィジカルアセスメントと家族からの聴取が必要となります。

● **フィジカルアセスメントと家族からの聴取**
・ふだんとの違いが重要です。ちょっとした変化がなかったかどうか、家族から聴取します。
・原因を推定するために、視診、触診、聴診、打診により観察します。

・**日常生活への影響の確認**
起居動作での息切れの有無は、訪問時の観察のほか、家族から「そういえばこんなことが……」の聴取をします。

・最近いつもより足を引きずって歩いてるかも（浮腫）
・立ち上がるのがつらそう（浮腫、呼吸困難）

利用者は、苦しい、足のむくみがつらいと訴えるのではなく、「だるい」と表現しがちです。
上記の観察や家族からの聴取をもとに以下の観察をします。

・**聴診**
肺炎や胸水などの有無を見るために呼吸音を観察します。臥床が多い利用者さんの喀痰の貯留や胸水がある場合は、下葉部（背部）の聴診をします。

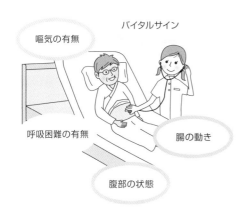

バイタルサイン
嘔気の有無
呼吸困難の有無
腸の動き
腹部の状態

・**視診：浮腫**
訪問看護で多く見られる浮腫は、

・「陥没したまま」**40秒程度で回復する浮腫**
　➡ 低栄養などを疑います。
・「陥没したまま」で**40秒以上残る圧痕性浮腫**
　➡ 心不全や腎不全、薬剤性の浮腫です。

訪問看護の利用者で心不全の人が、栄養状態が悪い場合、「陥没したまま」で**40秒以上残る圧痕性浮腫**が見られます。

● **腹部の観察：聴診**
身体がだるいと訴える利用者の場合、心不全のようです。
訪問看護の利用者の多くに「便秘」の症状が見られます。便秘が続くと横隔膜が圧迫され、呼吸機能の低下につながります。

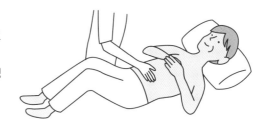

・仰臥位で聴診すると、多くは、腹部の大部分（腸管上）に鼓音が聴かれますが、便塊の貯留部位、尿が充満した膀胱上では濁音が聴かれます。
・ガスが貯留している場合は、腹部全体で鼓音が亢進しています。
・腸閉塞では、金属が擦れるような音、あるいは閉塞音が聴かれます。
特に、開腹手術を受けた既往のある利用者や鎮痛剤を使用している利用者の場合は、便秘だけでなく、腸閉塞の可能性を考慮して観察します。

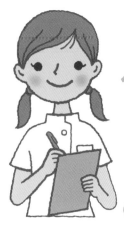

利用者さんが症状を訴えたとき、「このままにして大丈夫か」を判断する力が必要なので、訪問看護の経験を積んでも日々勉強なのですね。

新人ナース

呼吸器のフィジカルアセスメント

病院では在院日数の短縮化が図られているため、在宅療養者数は増加し、重症化・複雑化しています。

症状の再発を最小限に抑え、再入院とならないよう、安定した在宅療養を継続することが重要です。

在宅における呼吸管理（呼吸器ケア）では、療養者の状態を訪問看護師が詳細に観察し、症状を的確にアセスメントすることが求められます。

フィジカルアセスメント、特に呼吸アセスメントの視点では、視診による呼吸パターンや痰の性状のチェック、および打診や聴診によるアセスメントが重要となります。

呼吸器のフィジカルアセスメント：問診

呼吸器のフィジカルアセスメントのうち、基本となるのが問診です。呼吸器疾患では、以下の項目を問診することになります。

● 呼吸器疾患の問診の項目
・呼吸器症状の経過
・呼吸器症状の内容
　例）呼吸苦、痰、咳嗽（がいそう）、胸痛など
・呼吸器疾患に随伴してくる症状
　例）肺がんの中枢神経系への転移による頭痛、
　　　麻痺、半盲
　　　呼吸不全による頭痛、意識レベル低下など

・呼吸器疾患・症状に影響する生活歴
　例）喫煙歴、職歴、居住歴
・呼吸器症状に影響する要因
　例）運動や日常生活活動（ADL）、食事・水分摂取時のむせなど

生活機能のアセスメントと そのケア

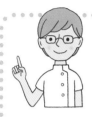
利用者が望むような日常生活をする上で欠かせないのが、生活機能のアセスメントとそのケアです。ここでは、疾病や障害のある利用者が食事や排泄、移動などの日常生活活動（ADL）を行う上で助けとなる、機能訓練のためのアセスメントとそのケアについて見ていきます。

安全で美味しい食事摂取のために

食事の摂取においては、咀嚼や嚥下がうまくできるように、姿勢を保持し、環境などを整えることが大切です。食事を当たり前に美味しく楽しんでもらうために、安全に栄養をとる看護の工夫を知っておきましょう。

●**食事をとるための準備**

食事支援をするために、疾患・障害の摂食や嚥下への影響の判断、例えば、摂食嚥下機能の評価については、言語聴覚士（ST）と連携します。医療・介護関係の専門職間で円滑な地域連携ができるように、嚥下パスポートが作成されています。活用するのもよいでしょう。

●**摂食・嚥下に配慮した安全な食事支援**

看護においては、適切な食形態の考慮や、誤嚥を予防するための食事時の姿勢保持（ポジショニング）が必要です。

●**摂食嚥下における安全な食事（姿勢の保持）**

1）姿勢保持のポイント

・摂食・嚥下に適する姿勢は90度です。ティルト式車いすは、角度の調節ができます。

・前かがみになる円背や、仙骨座りの場合、飲み込みにくくなります。したがって、姿勢が安定するように安楽枕などを使用した調整が必要です。

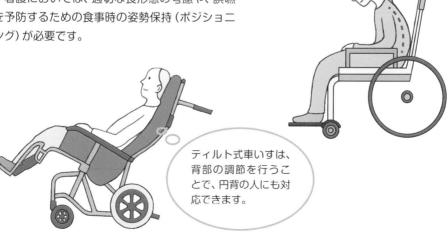

ティルト式車いすは、背部の調節を行うことで、円背の人にも対応できます。

2) 飲み込みを助ける角度を知る

座位／臥位いずれの場合も、飲み込みの角度に留意しましょう。

ワンポイント

ベッド、車いすなどで、どのような体位や場所で食事をする場合も、嚥下時に「4横指」の角度となるよう留意します。

▼気道／食道の位置と頸部肢位

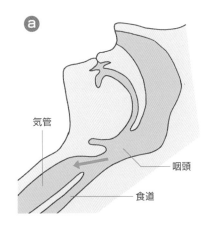

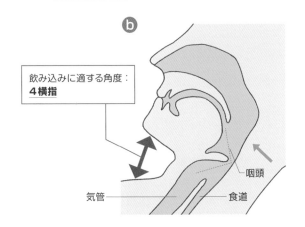

飲み込みに適する角度：
4横指

- ⓐ **頸部伸展位**：咽頭と気管が直線となり、誤嚥しやすい。
- ⓑ **頸部前屈位**：咽頭と気管に角度がつくため、誤嚥しにくい。

訪問歯科診療・歯科衛生士による口腔衛生を得るための連携

食事をする際、合わない義歯を装着していては咀嚼に影響するだけでなく、食事を美味しく楽しむことができません。

また虫歯、歯周炎がある場合など、口腔内の衛生が十分でないと、誤嚥性肺炎のリスクにもなります。したがって、在宅での医療ケアでは、歯や口腔内の衛生状態も把握します。

安全に美味しく食べることは、栄養状態の維持と同時に楽しみでもあり、生きる上でなくてはならないものです。

食事は、食べ物を摂取することで唾液の分泌を促し、咀嚼することで口の筋肉を使うほか、姿勢を保持し、消化吸収を行うなど全身の動作を伴う行為といえます。

咀嚼力や嚥下、消化機能の低下などで身体機能が衰えると、食欲も低下し、偏食、低栄養を招いてしまいます。

それぞれの利用者の残存機能を生かすために食事の加工を行い、食事のかたさや特性ごとに形態を分類している摂食法は多くありますが、このあと、代表的な3つの例を紹介していきます。

・咀嚼を助ける食事
　（ユニバーサルデザインフード）
・介護食品（スマイルケア食）
・調理の簡単な食品（総菜や市販の介護用食品）

咀嚼を助ける食事

咀嚼を助ける食べ物は、食欲がないときや、体調がよくないときにも役立つものです。

ユニバーサルデザインフード (UDF＊) は、「かたさ」や「粘度」の度合いにより、「かむ力」「飲み込む力」を「容易にかめる」「歯ぐきでつぶせる」「舌でつぶせる」「かまなくてよい」の4段階に分けているので、咀嚼に難のある利用者の食事の際の参考になります。

▼ユニバーサルデザインフード (UDF)

やわらかい ──────────────────→ とてもやわらかい

区分		容易にかめる	歯ぐきでつぶせる	舌でつぶせる	かまなくてよい
かむ力の目安		かたいものや大きいものはやや食べづらい。	かたいものや大きいものは食べづらい。	細かくてやわらかければ食べられる。	固形物は小さくても食べづらい。
飲み込む力の目安		普通に飲み込める。	ものによっては飲み込みづらいことがある。	水やお茶が飲み込みづらいことがある。	水やお茶が飲み込みづらい。
かたさの目安（食品のメニュー例で商品名ではありません）	ごはん	ごはん〜やわらかごはん	やわらかごはん〜全がゆ	全がゆ	ペーストがゆ
	さかな	焼き魚	煮魚	魚のほぐし煮（とろみあんかけ）	白身魚のうらごし
	たまご	厚焼き卵	だし巻き卵	スクランブルエッグ	やわらかい茶碗蒸し（具なし）
	調理例（ごはん）				
物性規格	かたさ上限値 N/m²	5×10⁵	5×10⁴	ゾル＊：1×10⁴ ゲル＊：2×10⁴	ゾル：3×10³ ゲル：5×10³
	粘膜下限値 mPa・s			ゾル：1500	ゾル：1500

出典：日本介護食品協議会HP：「ユニバーサルデザインフードとは」より

＊**UDF** Universal Design Foodの略。日常食から介護食まで、食べやすさに配慮した食品のこと。レトルトや調理加工済み食品、とろみ調整食品などがある。

＊**ゾル** 液体、もしくは固形物が液体中に分離しており、流動性を有する状態をいう。

＊**ゲル** ゾルが流動性を失いゼリー状に固まった状態をいう。

食事に悩みが出たときに……

新しい介護食品の愛称スマイルケア食（下図）を活用してみましょう。

高齢者のみならず、食形態（かむこと、飲み込むこと）や栄養に関して問題があるという人に幅広く介護食品を利用してもらえるよう、選択方法もわかりやすく示す形で作られたものです。

▼スマイルケア食の選び方

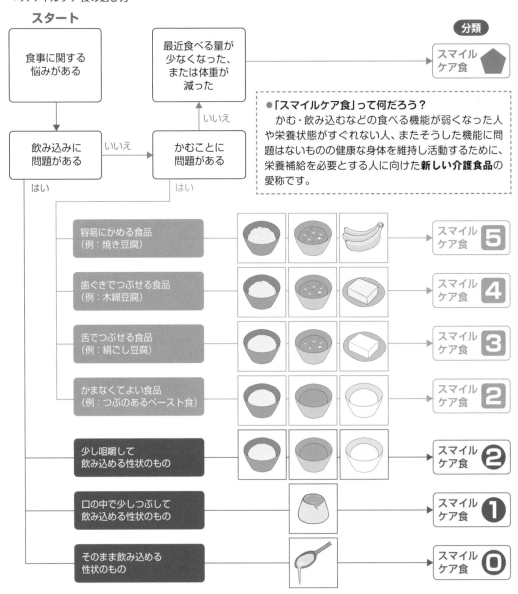

●「スマイルケア食」って何だろう？
　かむ・飲み込むなどの食べる機能が弱くなった人や栄養状態がすぐれない人、またそうした機能に問題はないものの健康な身体を維持し活動するために、栄養補給を必要とする人に向けた**新しい介護食品**の愛称です。

この選び方にかかわらず、食べることについて気になることがあれば、まずは医師、歯科医師、管理栄養士などの専門職の指導に従って選択してください。
歯科治療、口やのどの動きの訓練などにより、飲み込みに問題のある人などでも、他の分類の食事が食べられるようになる場合もあります。

出典：農林水産省 食料産業局HPの図をもとに作成

▼とろみの目安の表示例

とろみの強さ	+	++	+++	++++
とろみのイメージ	フレンチドレッシング状	とんかつソース状	ケチャップ状	マヨネーズ状
イメージ図				
使用量の目安	←→ 1g	←→ 2g		←→ 3g

出典：日本介護食品協議会HP：「ユニバーサルデザインフードとは」より

●とろみ剤の種類と特徴

　咀嚼に問題のある利用者の重症度によって、どんなとろみ剤を使用すればよいか判断できるように、とろみ剤の特徴を知っておきましょう。

とろみ材の例

・でんぷん系：トロメリン顆粒、ムースアップ
　（特徴）とろみがつくのは早く、ムース状にするのに向いている。料理の風味が変わる。
・グアーガム系：ハイトロミール
　（特徴）少量でとろみがつき、ミキサーを使用するのに向いている。料理の風味が変わる。

・キサンタンガム系：ネオハイトロミール、トロミクリア、つるりんこ、トロメリン
　（特徴）とろみがつくのが早い。透明感があり、飲料の色、風味が変わらない。

よりよい食事の支援には歯科医師、歯科衛生士、さらに栄養士の専門性も欠かせないのですね。

新人ナース

3 フィジカルアセスメントと生活機能支援

安全な食事支援のための調理法や介護用食品の活用

摂食・嚥下に配慮した食事支援において、介護者が担う日々の調理は容易ではありません。どのような食品やサービスを選ぶか、その方法が大切となります。ここでは、調理を簡単にするための方法として、市販のレトルト食品や介護用食品の活用例を紹介しましょう。

● **調理をする場合の工夫**

嚥下能力を考慮した、レトルトパックのごはんを活用した調理です。

・やわらかご飯：鍋にパックのご飯を入れ、ご飯100g当たり130mlの水を加えて火にかける。煮立ったら弱火とし、10分後に火を止め、蓋をして5分むらす。
・全がゆ：鍋にパックのご飯を入れ、ご飯100g当たり250mlの水を加えて火にかける。煮立ったら弱火とし、20分後に火を止め、蓋をして10分むらす（全がゆの離水が気になるときは、でき上がってからとろみ剤を1.5g混ぜる）。
・ゼリーがゆ：できたての全がゆ200gをミキサーに入れ、ゲル化剤3gと一緒にかくはんする。

▼簡単な調理法や市販介護食品を活用しよう

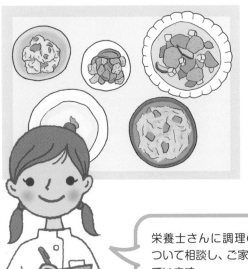

栄養士さんに調理の工夫について相談し、ご家族に伝えています。

新人ナース

● **市販介護用食品の活用**

市販の介護用食品を選ぶポイントを紹介します。

・誰が準備するのか、継続できるかを考慮します。調理方法は様々です。準備について能力的に可能か確認します（電子レンジ、湯煎など）。調理が難しい場合は、お弁当という選択肢があります。
・疾患や内服薬等による食事の制限や禁忌がないか確認します。
・購入方法：ドラッグストアの介護食コーナー、介護食の検索サイトなどを利用します。
・選択のポイントは次のとおりです。
　- 食品形態（パッケージの表示マークなどで確認、UDF〈p.33〉、スマイルケア食〈p.34〉）
　- 容量
　- 味と見た目（嗜好に沿ったもの）
　- 価格
・介護用食品は様々なサービス事業者のものを試しましょう。ムース型、レトルト式などのタイプもあります。腎臓病食、糖尿病食、介護食のほか、たんぱく質の調整食を扱う業者もあります。
・活用によって、例えば、嚥下能力を考慮したレトルトの肉じゃが、豚の角煮、八宝菜、市販の総菜でほうれん草の白和え、茶わん蒸し、やわらかご飯を組み合わせられます。
・3食のうち1食はお弁当を活用します。
・調理の工夫や市販食品の活用、栄養面については、保健所の栄養士さんに相談します。
看護職が情報を把握して連携するだけでなく、保健所の栄養士さんから調理の工夫方法や好みの介護食などの情報を得られることを伝え、可能であれば出向いてもらいましょう。

摂食嚥下を助ける
口腔ケアと口腔体操

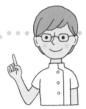

訪問看護師による嚥下を助ける支援の目的は、美味しく食事をしてもらうことです。さらに、嚥下に問題がある人は、誤嚥による誤嚥性肺炎の可能性があります。したがって、口腔ケアを十分に行うことは重要な看護です。

口腔ケア

　口腔ケアには、清潔を保持するなどの**器質的口腔ケア**と、摂食嚥下機能を助けるなどを目的とした**機能的口腔ケア**があります。

　器質的口腔ケアには、うがいや歯磨きがありますが、利用者の中には歯を磨いてくれない人もいます。

　こうした利用者の場合、家族から「胃ろうからの栄養で、口から食べていないから口腔ケアは必要ないのでは？」と言われるかもしれません。

　しかし、胃ろうで口から摂食していなくても口腔ケアは必要です。口腔内の汚れは、知らず知らずのうちに気管に入り（不顕性誤嚥）、肺炎になることがあります。

　こうした利用者には機能的な口腔ケアを活用してみましょう。機能的口腔ケアの目的は次の4つです。

①摂食・嚥下機能を助ける
②歯の治療
③発語・発音練習
④唾液の分泌の促進

● **自分の歯がある場合とない場合**
・意識障害などでうがいができない場合は、吸引チューブ付きの歯ブラシを使用すると安全です。
・自分の歯がない場合は、洗口液などに浸したガーゼを指に巻き、口腔内を清拭します。咽頭側から口先へ食物残渣物や汚れを掻き出すようにします。口腔内清拭時はガーゼなどを指にしっかり巻き付け、口腔内に残らないように注意します。

● **口腔内乾燥を防ぐケア**
・ **口腔ジェルの活用**
唾液の分泌が減ってくると起こりやすい口内乾燥を防ぐための口腔ジェルを活用しましょう。口腔ジェルは、口臭・口のネバつきやパサパサ感、口内炎・虫歯・歯周病などが生じるのを防ぐのに役立ちます。持続性に優れた保湿・湿潤成分に加えて、唾液にも含まれる天然酵素が配合されています。

・ **口腔内ウェットシート**
ボトルからシートを引き出して指に巻くだけで、簡単に口の中を清拭することができます。口内清拭、口臭が気になるときや急いでいるときの歯磨きなどに便利です。

● 舌のケア

舌苔が付いていないかどうか確認します。多い状態だと、舌があまり動いていないと考えられます。

舌ブラシ（粘膜ブラシ）で奥舌から舌先へかけて上下、左右にマッサージするように汚れをとりましょう。なでるように取り除くことが大切です。強くこすると舌を傷付けてしまうので気を付けましょう。

▼舌苔を取り除く舌ブラシ

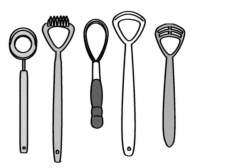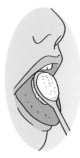

● 摂食嚥下マッサージ

・頬のマッサージ

麻痺や筋力の低下により、頬の緊張も弱く、口唇もうまく閉じられない状態の利用者には、頬のマッサージを行います。

下図のように両手で利用者の両頬を触り、耳下腺、舌下腺、顎下腺にある唾液腺のマッサージを行います（図）。さらには、頬の内側から、指やスポンジで、上から下へ頬を膨らますようにストレッチします。

▼摂食・嚥下マッサージ

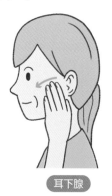 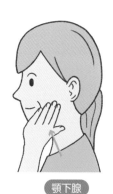 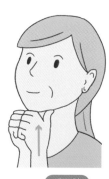

耳下腺　　顎下腺　　舌下腺

・アイスマッサージ

食べ物が飲み込めなかったりむせたりする人に、食前に行う方法が**アイスマッサージ**です。以下の順に行いましょう。

❶綿棒と氷水を用意します。綿棒がない場合は、細い棒にコットンやガーゼを巻いたものでも代用できます。

❷ご飯前に氷水につけた綿棒、またはコットンやガーゼを巻いた棒を用意します。

❸氷水につけたらよく絞っておきます。

❹その綿棒や棒を使用して口を開けて、舌や上顎の部分を刺激します。

このマッサージのポイントは、無理をしないで、ゆっくり丁寧に行うことです。

● 嚥下体操

　パタカラの発音ができるかどうかによって、「吸う・飲む」「食べ物を押しつぶす」「飲み込む」「食べ物を丸める」という摂食や嚥下の機能をアセスメントでき、その機能の低下状況を判断しつつ、嚥下体操に役立てることができます。

　また、飲み込みの力が十分でない人だけでなく、認知症や中高年でも一人暮らしなどで、ふだん話をしない人は、それだけでも嚥下の機能が弱っていることがあります。次の口腔体操は、こうした療養者におすすめです。

1. 頬：口に空気を入れて膨らませる。すぼませる。片方ずつ行う。
2. 舌：あっかんべー。舌を左右・上下に動かせるか。舌を上唇に付けられるか。
3. 声：「パ」「タ」「カ」「ラ」体操
　　　大きな声で、1文字ずつはっきりと発音する。

「パ」：口をしっかり閉じて発音する。口を閉じる筋肉が鍛えられることで、口の中の食べ物を「こぼさないで飲む」「吸う」ことができる（**パは、唇を閉じて発音する文字**）。

「タ」：舌を上顎にくっ付けるように発音する。舌の筋肉が鍛えられると、「食べ物をしっかり押しつぶしたり」「飲み込んだり」することができる（**タは舌を上顎に付けて発音する文字**）。

「カ」：喉の奥を意識して発音する。喉の奥に力を入れ、呼吸を一瞬止めることで、食べ物を「飲み込む」動作ができる。喉を閉じることで「誤嚥を防ぐ」（**カは、舌が浮いた状態、喉の奥を意識する文字**）。

「ラ」：舌を丸めるように発音する。「舌を丸めてよく動くようにすることで、食べ物を喉の奥に運び」「飲み込みやすく」する（**ラは、舌を上顎に付け、さらに舌を丸めるように発音する文字**）。

楽しくパタカラ（ドレミの歌［替え歌］）

「パ」はパンダのパ、

「タ」は田んぼのタ、

「カ」はカラスのカ、

「ラ」はラッパのラ、

パ・パ・パ・パ・パ・パ・パ（ソは青い空）

タ・タ・タ・タ・タ・タ・タ（ラはラッパのラ）

カ・カ・カ・カ・カ・カ・カ（シはしあわせよ）

ラ・ラ・ラン・ラン・ラン・ラン・ラ

パ・タ・カ・ラ・パ・タ・カ・ラ（ドレミファソラシド）

パ・タ・カ・ラ・パ・タ・カ・ラ（ドシラソファミレド）

パ・パ（ソ、ド）

「パ」「タ」「カ」「ラ」で始まるモノや、駅名など、思い付くままに楽しみながら言葉に変えて歌ってもらいましょう。

　留意点として、以下のことが挙げられます。

・昼食や、おやつ時間の30分前に行いましょう。
・歌を歌うことを好まない人は、音楽を聴くだけでもよいです。鼻歌感覚で心の中で歌うことには、唾液が出るなどの効果があります。そのため、唱歌など聞きなれた曲もおすすめです。
・「パタカラ、パタカラ、パタカラ……」と繰り返し声を出して言うのでもかまいません。

移動のケア

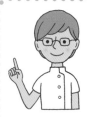

ここでは、利用者が安全で快適な生活を維持していくのに必要な「移動」行為の障害となる転倒の予防に着目します。療養者が生活していくには、訪問看護において、移動・移乗における「転びにくい環境」づくりは欠かせません。理学療法士や訪問介護士と連携し、療養者が安全に移動できるためのケアを行う方法について見ていきましょう。

転倒予防

療養者の生活において、移乗や移動は欠かせない生活活動です。しかし、これには転倒というリスクがあります。その予防について説明します。

● **転びにくい環境を療養者と共に整える**

環境整備は療養者の生活スタイルを変化させることになるため、訪問看護師と療養者の間の信頼関係が重要となります。

療養者とその家族の価値観を理解した上で、転倒リスクについてアセスメントし、よりよい方法を提案しましょう。

● **生活環境から転倒予防について考える**

転倒は、外出中より自宅の中で起こりやすいといわれています。転倒に留意する必要のある生活環境の場面を療養者と一緒に考えましょう。

例えば、じゅうたんや玄関マットのつまずきに注意することや、履物は滑りやすいことなどです。

▼生活環境の場面で、転倒に注意するポイント

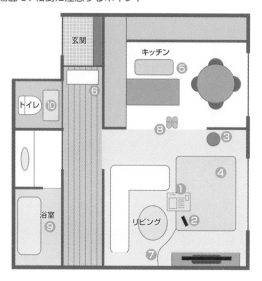

❶新聞　❷リモコン
❸ゴミ箱　❹じゅうたん
❺キッチンマット
❻玄関マット
❼コード
❽履物　❾浴室
❿トイレ

●なぜ転倒するのか、その原因と予防策を考える

療養者の歩き方に留意して転倒を予防します。

例えば、パーキンソン病の場合、小刻みな歩行になります。麻痺や膝・股関節の疾患があったり、加齢に伴って下肢の筋力が低下したりすると、つま先が上がらず、すり足歩行になります。

> **ワンポイント**
>
> 立ち上がりや歩行に必要な筋力アップのために大腿四頭筋や大臀筋、中殿筋を鍛えることについては、理学療法士と相談します。

▼転倒しない歩き方のポイント

・進行方向を向いて、目線は足元ではなく、
　やや遠くを見る。
・歩幅を少し広めに。
・踵(かかと)から着地する。
・つま先で地面を蹴る。
・腕を自然に振る。

理学療法士さんに助言をもらい、毎日意識して歩いています。

> **ワンポイント**
>
> コグニサイズ*をしてみましょう。下肢の運動と脳を使うリハビリをすすめてみましょう。
> 例：その場、またはいすに座って足踏みをしながら、1、2、3、……と数え、3の倍数で手をたたく。

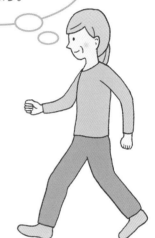

転倒しない歩き方▶

●福祉用具の活用
1）利用者の希望する日常生活活動（ADL）を考慮して歩行補助具を使う

歩行補助具（杖、歩行車、歩行器）を選択します。股関節疾患（骨折既往）の人は、杖やシルバーカーなどの補助具の使用を考えましょう。

▼歩行補助具使用の効果と選び方のポイント

・高齢者や股関節を骨折された方の場合、歩行補助具の使用も転倒予防のために重要です。
・歩行補助具を使うことで、立ったり歩いたりしたときのバランスがよくなります。
・歩行補助具を使うことで、無理なく長い距離を歩けるので運動になります。
・特に股関節を骨折された方は、杖やシルバーカーを使いましょう。
・室内歩行が中心の方は四点歩行器が適しています。

＊**コグニサイズ**　国立長寿医療研究センターが開発した、運動と認知課題（計算、しりとりなど）を組み合わせた、認知症予防を目的とした取り組みの総称としたもの。

歩行する場所に適した歩行補助具を選択します。自宅内では、4点杖や4点歩行器が適しています。

四点歩行器
　室内での歩行が主な方は四点歩行器が安心です。

歩行車
　屋外では、シルバーカーや歩行車を使用してみるのもよいでしょう。

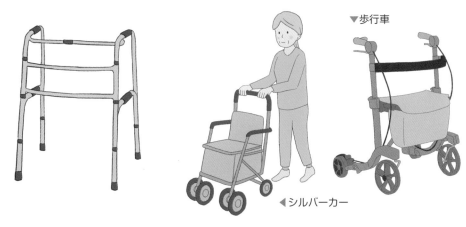

▼歩行車

◀シルバーカー

2) 歩行補助具である杖の使用方法の留意点
　杖使用時の足運びに留意しましょう（下の左図）。杖の持ち方も重要です（下の右図）。

> **ワンポイント**
>
> 歩行補助具はその人の過ごし方に合わせて選択します。例えば、リビングからトイレまで50mを安全に歩くために、4点歩行器を使用します。演奏会場との間を往復30分で歩けるようにするために、杖と歩行車のどちらを選択するかを検討します。

一本杖
　杖を持つと立ったときのバランスが安定します。

▼一本杖使用時の足の位置

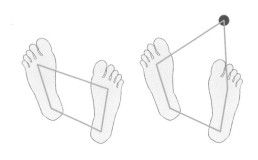

▼杖の持ち方

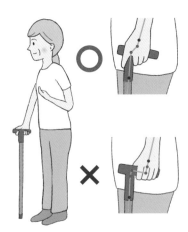

スキンケアと褥瘡予防

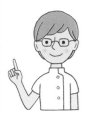

加齢により皮膚は弱くなり、様々なトラブルを起こしやすくなります。訪問看護の対象者には高齢者が多く、スキンケアは欠かせません。そのほか、訪問看護には長期臥床や長時間同じ姿勢を続けることなどによって起こる褥瘡へのケアが含まれます。褥瘡予防の場合は、継続的な訪問看護が必要です。ここでは、スキンケアと褥瘡予防のほか、特別訪問看護指示書についても説明します。

高齢者に起こりやすい皮膚トラブル

まずは高齢者の皮膚の特徴と、起こりやすい皮膚トラブルについて見ていきましょう。

高齢者の場合、加齢に伴う様々な生理的変化（機能低下）により、皮膚は水分保持能力や免疫力が低下して日常生活活動（ADL）の質が下がると共に、皮下脂肪や筋肉量、脂腺、汗腺の減少により、皮膚は脆弱になります。

こういった原因によって、高齢者には乾燥肌（ドライスキン）や褥瘡、スキンテア＊、真菌感染症、失禁関連皮膚障害（おむつかぶれ）などの皮膚トラブルが発生しやすくなります。

在宅で注意したい皮膚トラブル①（失禁関連皮膚障害:IAD＊）

失禁における皮膚障害とそのスキンケアについてみてみましょう。

失禁関連皮膚障害は、排泄物（尿や便）の付着に関連して生じる、真皮深層の組織損傷を伴う**皮膚障害**です。

失禁関連皮膚障害では、接触性皮膚炎の状態に加え、真皮組織内部の障害も同時に起きており、**疼痛**や掻痒などの不快症状を引き起こします。病態を理解し、発生させないための予防的スキンケアを行うことが重要です。

▼失禁関連皮膚障害の観察

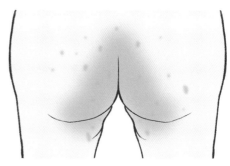

＊スキンテア　skin tear。皮膚裂傷。
＊IAD　　　　Incontinence Associated Dermatitisの略。

● スキンケアの実際

　スキンケアには、❶清潔、❷保湿、❸保護の過程があり、それぞれ適切に行うことが重要です。

　皮膚は外部の細菌や真菌などの有害物質からの刺激を受けやすいのです。

　また、加齢による皮膚の菲薄化（ひはくか）や弾力性の低下などの変化により、わずかな外力であっても、皮膚を損傷しやすくなります。角質バリア機能を維持し、皮膚の耐久性を保持するためのスキンケアが必要となります。

　スキンケアの注意点は次のとおりです。

・摩擦やアルカリ性の刺激を最小限にする必要があるため、泡状の弱酸性洗浄剤でやさしく洗浄する。
・洗浄時の湯温は38〜40度。
・洗浄剤の成分が皮膚に残って掻痒感の原因となるため、泡で十分に洗い流す（水洗浄が不要なものもある）。

・水洗浄後は、摩擦が起こらないように、押し拭きで水分を拭き取る。
・入浴は、皮脂膜が除去され、セラミドなどの角質細胞間脂質が溶け出しやすくなるので、10分以内にする。
・1日2回、ローションタイプの保湿剤を塗布して保湿する。洗浄剤やローションは各製品の特徴を知り、利用者に合ったものを選びます（p.46〜48）。

ワンポイント

高齢者は皮膚が弱く、手足を"つかむ"だけで跡が残りあざになります。また、皮膚が剥離することもあります。以前は、施設のケアスタッフや介護している家族による虐待だと誤認される事例がありました。皮膚の弱さに配慮したケアが大切です。

在宅で注意したい皮膚トラブル②（スキンテア）

　スキンテアのケアについてみてみましょう。

　スキンテアは、摩擦やずれによって皮膚が裂けて生じる真皮深層までの損傷のことで、日常生活の中のわずかな外力によって生じます。発生要因には「皮膚脆弱性」があり、発生後は適切な処置を行うと共に、皮膚の脆弱性を理解した予防的スキンケアを行うことが重要です。

● スキンテアの処置の例

　スキンテアは、以下の順番で処置します。

❶出血している場合は圧迫止血する。
❷皮膚に汚染がある場合は微温湯でやさしく洗浄する。

❸皮弁が残っているときは可能な限り戻す。

・皮弁を復元するときは、湿らせた綿棒、手袋をした指、または無鈎鑷子（むこうせっし）を使う。
・皮弁が戻しにくいときは、生理食塩水に浸したガーゼを皮弁に当てて柔らかくする。

❹皮弁を戻すことができたら、ポリウレタンフォームなどの非固着性のドレッシング材で創面を保護する。
❺ドレッシング材の貼付後は、皮弁の向きを考慮し、剥がすときに好ましい方向を矢印で記入して示しておきます（皮膚接合テープと非固着性ドレッシング材を使用した処置例、p.45）。

▼皮膚接合テープと非固着性ドレッシング材を使用した処置例

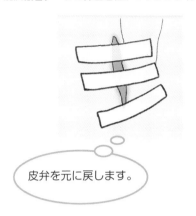

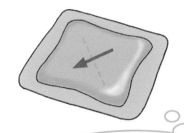

皮弁を元に戻します。

戻した皮弁の向きに合わせ、被覆材交換時に再発しないよう、剥がす方向を矢印で記入します。

● STAR＊分類システムを用いたスキンテア観察

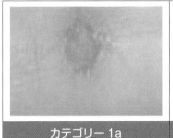

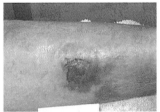

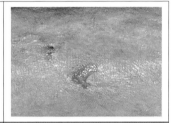

カテゴリー 1a	カテゴリー 1b	カテゴリー 2a
創縁を（過度に伸展させることなく）正常な解剖学的位置に戻すことができ、皮膚または皮弁の色が蒼白でない、薄黒くない、または黒ずんでいないスキンテア。	創縁を（過度に伸展させることなく）正常な解剖学的位置に戻すことができ、皮膚または皮弁の色が蒼白、薄黒い、または黒ずんでいるスキンテア。	創縁を正常な解剖学的位置に戻すことができず、皮膚または皮弁の色が蒼白でない、薄黒くない、または黒ずんでいないスキンテア。

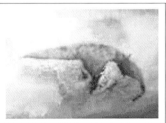

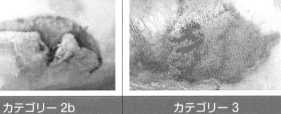

〈臨床症状〉
　皮疹、紅斑、びらん、潰瘍、疼痛、掻痒感、灼熱感など

〈好発部位〉
　会陰部、肛門周囲、臀裂、臀部、鼠径部、下腹部、恥骨部など

カテゴリー 2b	カテゴリー 3
創縁を正常な解剖学的位置に戻すことができず、皮膚または皮弁の色が蒼白、薄黒い、または黒ずんでいるスキンテア。	皮弁が完全に欠損しているスキンテア。

出典：一般社団法人日本創傷・オストミー・失禁管理学会（2015）：ベストプラクティス スキン-テア（皮膚裂傷）の予防と管理, p7

＊ STAR　Skin Tear Audit Researchの略。

▼洗浄剤の例

商品名	特徴
ミノン全身シャンプーW	植物性アミノ酸系洗浄成分配合で、バリア機能を守りながら汚れを落とす。 アラントイン配合で肌あれを防ぐ薬用処方。 低刺激性・弱酸性・無着色・無香料。 アレルギー原因物質の含有量が少ない。
キュレル泡ボディウォッシュ	セラミド（保湿成分）配合で肌のうるおいを保つ。 濃密な泡で低刺激な洗浄が可能。 弱酸性・無香料・無着色。
泡ベーテルF	セラミド（保湿成分）配合で肌のうるおいを保つ。 拭き取りのみでよいため、洗い流しが困難な場合にも使いやすい。 弱酸性・無香料・無着色。
リモイスクレンズ	ガーゼによる拭き取りだけでよい（水洗浄不要）。 スクワレン配合で、皮脂膜を残して汚れだけを洗浄。 植物性保湿成分（ホホバ種子油・マカダミアナッツ油）配合。 弱酸性・低刺激性。

▼ローションタイプの保湿剤の例

商品名	特徴
キュレルローション	ドラックストアで購入可能。 保湿成分：セラミド、ユーカリエキス配合。 抗炎症・細胞修復作用：アラントイン配合。 外部刺激から肌を守る働きを助ける。 弱酸性・無香料・無着色・ノンアルコールで低刺激。

ニベアスキンミルク 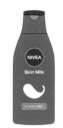	ドラックストアで購入可能。 保湿成分：GG（グリセリルグルコシド）配合。 セラミドⅡ、トレハロース配合。 うるおい持続成分：高保水型ヒアルロン酸配合。
ベーテル保湿ローション 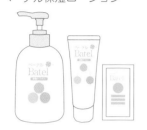	代理店・通信販売で購入可能。 セラミド・天然保湿因子配合で水分を保つ。 スクワラン配合で皮脂膜を形成し皮膚を保護する。 弱酸性・無香料・無着色・ノンアルコールで低刺激。
セキューラDC/ML 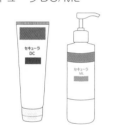	代理店・通信販売で購入可能。 セキューラDC：保湿性と撥水効果かある（保湿・保護）。 セキューラML：撥水効果はないが保湿性に優れる。皮膚になじん 　　　　　　　だあとは上からテープ貼付が可能。

● **在宅でよく使われる「白色ワセリン」使用時の注意点**

　安価で低刺激性で失禁関連皮膚障害（おむつかぶれ）や褥瘡の予防的スキンケアにも有効なため、保湿剤として使用されることが多いのが白色ワセリンです。

　撥水性があり、皮膚を外部刺激から保護し、水分蒸発を抑えることで水分保持・保湿につながりますが、角質水分量が不足した乾燥した皮膚への塗布では十分な保湿ケアが行えません。

　スキンテアの既往など、皮膚脆弱性を認める場合には、摩擦の原因になります。

　使用する場合は、水分を補うために、洗浄や清拭をしてから塗布するようにし、ローションタイプの保湿剤の塗布後に併用することで、よりスキンケアは充実します。

　保護のために、皮膚保護剤やドレッシング材を使用します。

ワンポイント

特に皮膚保護剤の選択の際のポイントとして、介護を行う家族が高齢者の場合、製品の蓋の開閉が難しいことがあります。操作がしやすいものを選びます。また、認知機能が低下してくると、パッケージが似ているチューブ式の軟膏や歯磨き粉などと間違わないように、置き場所に留意することも必要です。

▼撥水性のある皮膚保護剤の例

商品名	特徴
リモイスバリア	代理店・通信販売で購入可能。 べたつきが少ない。保湿性と撥水性を持つ。弱酸性。 撥水成分・皮膜成分を多数配合し、皮膚を保護する。 保水成分:ヒアルロン酸Na、クロスポリマー配合。 ホホバ油・マカダミアナッツ油配合。
3Mキャビロン ポリマー コーティング クリーム	撥水性があり、外部刺激から皮膚を保護する。 洗い流しに強く、頻回な塗り直しが不要。 保湿成分配合。
セキューラPO	代理店・通信販売で購入可能。 撥水性の皮膜により皮膚を保護、水分の蒸発を防いで皮膚を保湿し、乾燥を防ぐ。
ソフティ 保護オイル	ドラックストアで購入可能。 撥水効果で肌を保護し、外部刺激や乾燥から肌を守る。 長時間撥水力を保つため、塗り直し不要。 高い浸透性で蒸れにくい。

洗浄剤やローションは、家族に購入してもらいます。どんなものを購入すればよいか、相談されることが多くあります。具体的に知っておくと役立ちます。

新人ナース

在宅で注意したい皮膚トラブル③（褥瘡）

褥瘡は、生活の質を下げるので予防が必要です。もし褥瘡が発生した場合、状態によって訪問を密に行います。

少し詳しく見ていきましょう。

・褥瘡発生の原因と好発部位（できやすい場所）

褥瘡の多くは、仙骨部のような骨の突起している場所で生じますが、意外な場所に褥瘡ができることもあります。長期臥床の人や座位で褥瘡のできやすい場所を下の図に示します。

褥瘡の原因

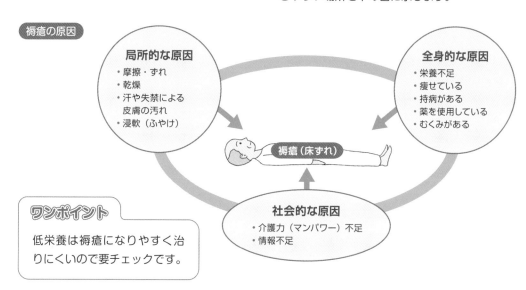

局所的な原因
・摩擦・ずれ
・乾燥
・汗や失禁による
　皮膚の汚れ
・浸軟（ふやけ）

全身的な原因
・栄養不足
・痩せている
・持病がある
・薬を使用している
・むくみがある

褥瘡（床ずれ）

社会的な原因
・介護力（マンパワー）不足
・情報不足

ワンポイント

低栄養は褥瘡になりやすく治りにくいので要チェックです。

褥瘡好発部位

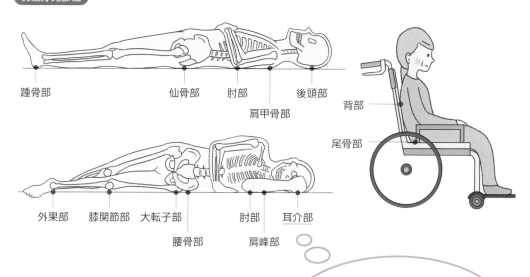

踵骨部　　仙骨部　肘部　　後頭部
　　　　　　　肩甲骨部

外果部　膝関節部　大転子部　　　肘部　　耳介部
　　　　　　　腰骨部　　肩峰部

背部

尾骨部

痛みなどにより同じ側の側臥位を好む利用者の場合、褥瘡好発部位の発赤に留意します。意外な場所として「耳介部」の発赤に要注意です！

ワンポイント

座位で過ごすことが多い場合、大臀部の摩擦にも注意が必要です。

● 褥瘡ハイリスク患者を見極める

以下のツールが推奨されています。

褥瘡アセスメントツール	推奨度※
①ブレーデンスケール	B
②褥瘡危険因子評価票	C1
③OHスケール	C1
④在宅版K式スケール	C1

※推奨度とは
A ：十分な根拠があり行うように強く勧められる。
B ：根拠があり行うように勧められる。
C1：根拠は限られているが行ってもよい。
C2：根拠がないので勧められない。

▼褥瘡発生リスクチェック例

□認知や知覚の異常。
□皮膚の状態（乾燥・浮腫・便尿失禁がある）。
□関節拘縮がある。
□活動性（ADL）低下がある。
□栄養状態が不良（低アルブミン血症、貧血、病的骨突出）。
□介護者の知識や介護力が乏しい（独居世帯、高齢者世帯で老老介護）。

● 褥瘡予防のための看護のポイント

褥瘡のアセスメントは皮膚の観察から始まり、「褥瘡あり」の場合は治療を開始します。

また、「褥瘡なし」であった場合には、褥瘡発生に対するリスクアセスメントをしていきます。ハイリスク患者に該当する場合は、❶体圧分散、❷スキンケア、❸栄養管理、❹リハビリテーション、❺介護力といった、リスク除去のためのアプローチをする必要があります。

● 体圧分散（圧迫・ずれ力の除去）

70〜100mmHg以上の圧力が2時間以上皮膚に加わると、組織損傷につながるといわれています。圧力の管理とずれ力のコントロールを行うためには、適切な体位交換と姿勢の保持が必要です。また、近年は徐圧ではなく「体圧分散」という概念が重要視されています。

ここでは、体圧分散に有効なポジショニングの方法や体圧分散マットレスの選択について説明します。

▼褥瘡予防のための体圧分散

30度側臥位のポイント

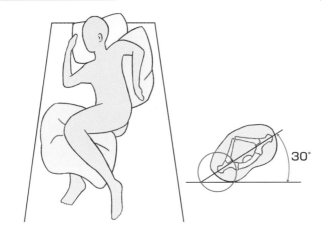

側臥位の角度が大きいと、肩や腸骨・大転子に圧が集中しやすくなります。
30度の側臥位は褥瘡予防に有効とされています。
褥瘡がある部分は下にせず、踵は床に当たらないようにします。

▼間違った例（膝窩に枕を入れた場合）

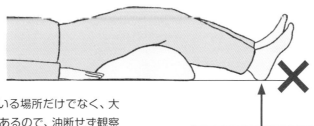

・褥瘡は、骨の突出している場所だけでなく、大
　臀部にもできる場合があるので、油断せず観察
　しましょう。
・体位交換の際に背抜き、足抜きをすることも有
　効です。下図の中でリハビリ職が使用している
　黒い手袋はスーパーのレジ袋でも代用できます。

床と踵の隙間は2〜3cm
空けるようにします。

▼背抜きと足抜き

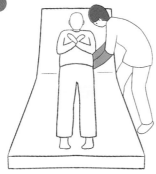

❶骨盤の下あたりに手を差し込みます。

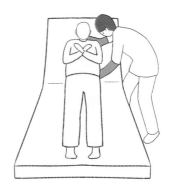

❷骨盤から背中、肩、頭部にかけて手を滑らせ
　ます。

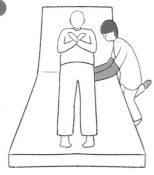

❶殿部の下あたりに手を差し込みます。

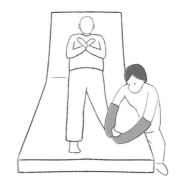

❷殿部から大腿部、足、踵にかけて手を滑らせ
　ます。

背を下げたときも、背抜き、足抜きを行いましょう。
背抜きと足抜きも併せて行うことで褥瘡予防の効果が高まります。

体圧分散による褥瘡予防

● **体圧分散の方法の選択**

　臥床療養者と座位保持が可能な療養者の体圧分散についてみてみましょう。

　「利用者が自力で体位変換できるか」「ギャッジアップ45度以上か」、体型では「骨の突出があるか」を考慮し、体圧分散をします。臥床がちな療養者にはエアマットレスなどを使用します。

▼車いすの基本姿勢（90度ルール）

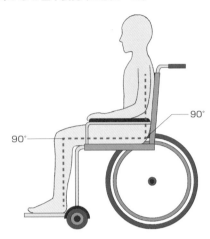

▼車いすの背角度とリクライニング機能

背角度90度
体圧のすべてが坐骨結節付近に集中します。

リクライニング機能
体圧のほとんどは仙骨・尾骨付近に移動するだけであり、わずかな体圧のみが上半身に分散します。

両機能を併用
体圧は上半身にも分散して、坐骨結節や仙骨・尾骨周辺の圧力が減少します。

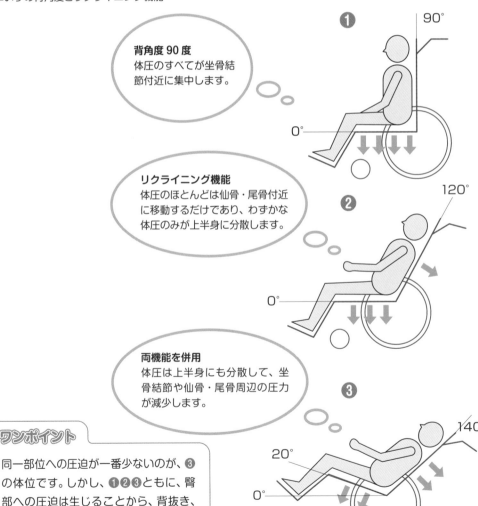

ワンポイント

同一部位への圧迫が一番少ないのが、❸の体位です。しかし、❶❷❸ともに、臀部への圧迫は生じることから、背抜き、足抜き（p.51）をするとよいでしょう。

52

● **車いす乗車時の体圧分散**

・骨盤、膝関節、足関節を90度にすると体圧が分散できます。

・車いすの種類による体圧の違いを知っておきましょう。

・除圧（体位変換）については、「車いす生活の場合、15分ごとに徐圧動作を行うか、1時間ごとに姿勢を取り直すこと」（C1：p.50）が推奨されています。

褥瘡の評価

　褥瘡は予防が大切ですが、発生した場合は評価を行い、病期に応じたケアをしていきます。

▼褥瘡の病期分類

黒色期	黄色期	赤色期	白色期
壊死組織が黒く変色し、皮膚に固着した状態。	黒色壊死組織は除去されたものの、壊死した脂肪組織は残存しているため、感染しやすい状態。	肉芽組織という血管の豊富な組織が、欠損した皮膚を修復するため成長している。	肉芽組織が盛り上がり、創縁より上皮形成が進み、治癒に向かう。
炎症期（壊死組織付着・残存）		増殖期（肉芽形成・上皮化）	
壊死組織の除去と感染抑制 滲出液のコントロール		適度な湿潤環境を保持し、創面を保護して肉芽・上皮形成を促進	

出典：日本皮膚科学会HP 皮膚科Q&Aを改変　©社団法人日本皮膚科学会

●褥瘡の評価

褥瘡が発生した場合、その改善のためにケアをしていくには、褥瘡の状態のアセスメントを正確に行いつつケアする必要があります。重度になると特別訪問看護指示書によってケアを頻回にしていくことになります。

●褥瘡を評価するアセスメントツール「DESIGN」

DESIGNには❶重症度分類用と❷経過評価用の2種類のアセスメントツールがあります。

下表の「重症度分類用」では、褥瘡の重症度を大文字と小文字で評価し、治療方針を決定します。

▼重症度分類用

評価項目	軽度（スコア）	重度（スコア）
深さ（Depth）：一番深い部分で評価	d（0、1、2）	D（3、4、5、DDTI、U）
滲出液（Exudate）	e（0、1、3）	E（6）
サイズ（Size）：長径×直交する最大径	s（0、3、6、8、9、12）	S（15以上）
炎症・感染（Inflammation/Infection）	i（0、1）	I（3C、3、9）
肉芽組織（Granulation）	g（0、1、3）	G（4、5、6）
壊死組織（Necrotic tissue）	n（0）	N（3、6）
ポケット（Pocket）	p（0）	P（6、9、12、24）

※経過評価用は次ページ参照。

●経過評価用で点数化

褥瘡の重症度は、さらに次ページの「経過評価用」により詳細に点数化し、治癒に向かっているかどうかを評価します。「経過評価用」のカルテには褥瘡の症状の経過のほか、潰瘍面とポケットの深さや大きさなどが記入されます。その測定値は、以下の方法で算出します。

●潰瘍面とポケットの測り方

❶ポケットの範囲を特定する。

❷ポケットと創面全体を合わせた長径（a）と、その長径に直角に交わる最大径（b）をそれぞれ測定する。

❸潰瘍面とポケットを含めた創の全周を測定する。（a×b）cm²

❹潰瘍面のサイズを測定する。（c×d）cm²

❺ポケットのサイズを算出する。（❸−❹cm²）

ポケットの大きさは体位によって変わりやすいので、必ず同一体位で測定する。

▼ポケットの測定方法

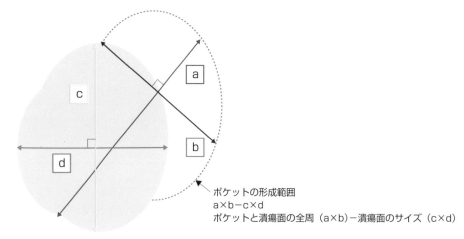

ポケットの形成範囲
a×b−c×d
ポケットと潰瘍面の全周（a×b）−潰瘍面のサイズ（c×d）

▼DESIGN-R®2020 褥瘡経過評価用

	カルテ番号（ ）	患者氏名（ ）	月日	/	/	/	/	/	/

Depth*1 深さ 創内の一番深い部分で評価し、改善に伴い創底が浅くなった場合、これと相応の深さとして評価する

	0	皮膚損傷・発赤なし		3	皮下組織までの損傷
d			D	4	皮下組織を超える損傷
	1	持続する発赤		5	関節腔、体腔に至る損傷
				DTI	深部損傷褥瘡（DTI）疑い*2
	2	真皮までの損傷		U	壊死組織で覆われ深さの判定が不能

Exudate 滲出液

	0	なし			
e	1	少量：毎日のドレッシング交換を要しない	E	6	多量：1日2回以上のドレッシング交換を要する
	3	中等量：1日1回のドレッシング交換を要する			

Size 大きさ 皮膚損傷範囲を測定：[長径（cm）×短径*3（cm）]*4

	0	皮膚損傷なし			
	3	4未満			
s	6	4以上 16未満	S	15	100以上
	8	16以上 36未満			
	9	36以上 64未満			
	12	64以上 100未満			

Inflammation/Infection 炎症/感染

	0	局所の炎症徴候なし		3C*5	臨界的定着疑い（創面にぬめりがあり、滲出液が多い。肉芽があれば、浮腫性で脆弱など）
i			I	3*5	局所の明らかな感染徴候あり（炎症徴候、膿、悪臭など）
	1	局所の炎症徴候あり（創周囲の発赤・腫脹・熱感・疼痛）		9	全身的影響あり（発熱など）

Granulation 肉芽組織

	0	創が治癒した場合、創の浅い場合、深部損傷褥瘡（DTI）疑いの場合		4	良性肉芽が創面の10%以上50%未満を占める
g	1	良性肉芽が創面の90%以上を占める	G	5	良性肉芽が創面の10%未満を占める
	3	良性肉芽が創面の50%以上90%未満を占める		6	良性肉芽が全く形成されていない

Necrotic tissue 壊死組織 混在している場合は全体的に多い病態をもって評価する

| | | | | 3 | 柔らかい壊死組織あり |
| n | 0 | 壊死組織なし | N | 6 | 硬く厚い密着した壊死組織あり |

Pocket ポケット 毎回同じ体位で、ポケット全周（潰瘍面も含め）[長径（cm）×短径*3（cm）]から潰瘍の大きさを差し引いたもの

				6	4未満
p	0	ポケットなし	P	9	4以上 16未満
				12	16以上 36未満
				24	36以上

部位 [仙骨部、坐骨部、大転子部、踵骨部、その他（ ）]　　　合計*1

*1 深さ（Depth：d/D）の点数は合計には加えない
*2 深部損傷褥瘡（DTI）疑いは、視診・触診、補助データ（発生経緯、血液検査、画像診断等）から判断する
*3 "短径"とは"長径と直交する最大径"である
*4 持続する発赤の場合も皮膚損傷に準じて評価する
*5 「3C」あるいは「3」のいずれかを記載する。いずれの場合も点数は3点とする

© 日本褥瘡学会　　　　　　　　　　出典：http://www.jspu.org/jpn/member/pdf/design-r2020.pdf

ドレッシング材の種類と特徴

　訪問看護の場合、処方で得られるドレッシング材などに限りがあります。

　訪問診療をする医師が必ずしも皮膚科を専門としていないこともあります。看護師として、具体的なドレッシング材や、炎症に応じた外用薬名を知っておくことは大切です。

　褥瘡の状態に適したドレッシング材を選択することで、創傷治癒の促進に導くことができます。

・ドレッシング材は、創傷のある皮膚への外部からの刺激、細菌や異物による汚染を防ぐ役割を果たします。

・ドレッシング材自体に創傷治癒効果はありませんが、過剰な滲出液を吸収し、創傷治癒過程に必要な湿潤環境の維持や創面の保護、抗菌効果が期待できるものもあります。

・閉鎖性のドレッシング材は原則的に使用せず、毎日の洗浄と抗菌効果のある外用薬を中心に局所的治療をしていきます。

　また、滲出液が多くない創であっても、疼痛がある場合には、疼痛の軽減を目的としてクッション性のあるハイドロコロイドやポリウレタンフォーム、ハイドロファイバーを選択することも有用です。

少

滲出液の吸収量

機能	種類	主な商品名	抗菌作用	適応病期	特徴
創面の保護	ポリウレタンフィルム	オプサイト®ウンド、テガダーム、トランスペアレントドレッシング、パーミエイドS	なし	増殖期（赤色〜白色期）	湿潤環境を保つ。ガスや水蒸気は透過できる。
乾燥した創の湿潤	ハイドロジェル	シート状：ビューゲル®、イントラサイトジェルシステム、チューブタイプ：グラニュゲル	なし	炎症期〜増殖期	シート状：湿潤環境保持と冷却作用により炎症や疼痛を軽減。チューブタイプ：壊死組織のデブリードマン効果や肉芽・上皮形成促進効果。乾燥した壊死組織に覆われた創を軟化させ、自己融解を促す機能もある。
創面閉鎖と湿潤環境	ハイドロコロイド	デュオアクティブ、コムフィール、レプリケアET、アブソキュア®ウンド	なし	増殖期（赤色〜白色期）	親水性で滲出液を吸水、ゲル化させ湿潤環境を作る。汚染から守る。
滲出液の吸収性	アルギン酸塩	カルトスタット、ソーブサン、アルジサイト銀	なし	炎症期〜増殖期	高い吸水性。湿潤環境を作る。血小板凝集による止血効果もあり、出血傾向の創にも適する。
	キチン	ベスキチン®W-A	なし	炎症期〜増殖期	高い吸収性。湿潤環境を保つ。感染していない創に使う。

＜次ページに続く＞

機能	種類	主な商品名	抗菌作用	適応病期	特徴
滲出液の吸収性	ポリウレタンフォーム	ハイドロサイトプラス、ハイドロサイトADジェントル、メピレックス (Ag)	銀含有(Ag)のものはあり	炎症期〜増殖期	吸水性が高い。湿潤環境を保つ。創接触面は非固着性で交換時の新生皮膚の損傷を防ぐ。
	ハイドロファイバー	アクアセルAgフォーム、アクアセルAg	銀含有(Ag)のものはあり	炎症期	滲出液を吸水、ゲル化し、湿潤環境を作る。創内に充填できる。吸水すると縮むため、創よりも大きめにカットして使用する。
	ハイドロポリマー	ティエール	なし	増殖期	滲出液を吸水、過剰な水分を蒸発させ、皮膚の浸軟を防ぐ。浅い滲出液の多い、非感染創が適応。剥がしやすく、低刺激。

滲出液の吸収量

多

● 褥瘡外用治療薬の種類と特徴

　褥瘡に使用する外用剤には様々なものがあります。壊死組織や感染が伴う炎症期に使用する外用薬、肉芽形成や上皮化を促す外用薬、創部を保護するもの、など様々な特徴を持つものがあります。

　外用薬は、基剤に薬効成分が溶け込んだものであり、薬効成分と基剤の性質も創面に大きな影響を与えるため、基剤と薬効成分のそれぞれの特性を理解して選択することが必要です。

褥瘡への対応は、皮膚科医に処方をしてもらいます。
ドレッシング材は家族に購入してもらうため、病院のように安易には使用できません。
高齢者にとっての購入の経済的な負担を考慮して、フイルム材とガーゼを組み合わせて使用することもあります。

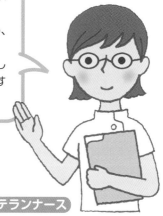

ベテランナース

▼炎症期に使用する外用薬

機能	一般名	商品名	滲出液への適応	特徴
感染抑制作用と壊死組織除去	カデキソマー・ヨウ素	カデックス	多量（吸水）	水溶性基剤で壊死組織や滲出液を吸収する。ポケットがある創など洗浄困難な創は、ポリマーが残ってしまうため適さない。ヨウ素による殺菌効果がある。
	ポビドンヨードシュガー	ユーパスタコーワ	多量（吸水）	ポビドンヨードによる滅菌効果と白糖による創傷治癒促進作用がある。水溶性基剤で滲出液吸収作用が強い。乾燥に注意が必要。
	スルファジアジン銀	ゲーベンクリーム	少量（補水）	補水作用のある乳剤性基剤により壊死組織の融解を促進する。抗菌効果がある。
	フラジオマイシン硫酸塩・結晶トリプシン	フラセチン・T・パウダー	中〜多量	フラジオマイシン硫酸塩による抗菌作用と蛋白質分解酵素（トリプシン）による壊死組織除去作用がある。
	ヨードホルム	ヨードホルムガーゼ	中〜多量	ヨードホルムが血液や分泌液に溶けて分解、遊離したヨウ素による殺菌作用と壊死組織除去作用がある。
壊死組織除去	デキストラノマー	デブリサンペースト	多量（吸水）	水溶性基剤で吸水作用があり、滲出液や壊死組織、細菌を吸収し、創面を清浄化する。滲出液が多い創に使用する。抗菌効果はない。
	ブロメライン	ブロメライン軟膏5万単位/g	多量（吸水）	蛋白質分解酵素により蛋白質を分解し、壊死組織を除去する。抗菌効果はない。水溶性基剤で吸水作用があり、滲出液が多い創に使用する。
感染抑制作用	ヨウ素	ヨードコート軟膏	多量（吸水）	ヨウ素による殺菌効果がある。水溶性基剤で吸水作用があり、滲出液吸収能が高い。
	ポビドンヨード	イソジンゲル等	多量（吸収）	ポビドンヨードの殺菌効果により感染抑制作用がある。水溶性基材で吸水作用があり、滲出液の多い創に使用する。（ポビドンヨードシュガーより殺菌効果が高い）

皮膚の状態を考慮した外用薬のケアで治癒に向かいます。

ベテランナース

機能	一般名	商品名	滲出液の適応	特徴
創面の保護	ジメチルイソプロピルアズレン	アズノール軟膏0.033%	中等量(保湿目的)	抗炎症作用があり、創傷治癒を促進する。 油脂性基剤により皮膚を保護する。
	酸化亜鉛	亜鉛華軟膏	中等量(保湿)	炎症を抑え、基剤(白色ワセリン)により皮膚を保護する。
肉芽・上皮形成促進	アルプロスタジルアルファデスク	プロスタンディン軟膏0.003%	少量	潰瘍部分の血流を改善し、肉芽形成と表皮形成を促進する。 疎水性基剤で滲出液が少ない創に適する。
	ブクラデシンナトリウム	アクトシン軟膏3%	多量(吸水)	血管を新生し、肉芽形成促進、局所血流改善作用がある。 水溶性基材で滲出液を吸収する。
	リゾチーム塩酸塩	リフラップ軟膏5%	中等量(保湿目的)	蛋白質や粘液を分解する酵素により、細胞増殖を促進し創傷治癒に作用。保湿作用がある乳剤性基剤。
	トレチノイントコフェリル	オルセノン軟膏0.25%	少量(補水目的)	線維芽細胞の遊走・増殖促進と結合組織成分の増加作用がある。血管を新生し、肉芽形成を促進し、創傷組織を修復する。 補水性のある乳剤性基剤で、滲出液が少ない創に適する。
	幼牛血液抽出物	ソルコセリル軟膏5%	中等量(保湿)	創傷組織の修復・治癒を促進する。肉芽形成を促進する。 保湿作用がある乳剤性基剤。
	アルミニウムクロロヒドロキシアラントイネート	イサロパン外用散6%	中〜多量	肉芽・表皮形成を促進。 浸出液を吸着することで損傷皮膚組織の修復を助ける。
	トラフェルミン	フィブラストスプレー	中等量	線維芽細胞・結合組織を増殖させ、血管新生により肉芽形成を促進する。 乾燥している創や滲出液が多い創には適さない。 噴射後はドレッシング材による保護が必要。

● **増殖期に使用する外用薬**

　急性期と同じように褥瘡発生原因の追求、および除去が重要です。

　浅い褥瘡の場合は、側面を外力から保護し、適度な湿潤環境を保つことで、皮膚の再生を図ることが大切です。この期の場合、ドレッシング材が適していますが、油脂性基剤やW/O型の乳剤性基剤を用いることもあります。

▼NPUAP / EPUAP による褥瘡の分類*

表皮
真皮
皮下組織
筋肉
骨

DESIGN-R® 深さ	**d0** 皮膚損傷・発赤なし	**DTI** 深部損傷褥瘡 (DTI) 疑い	**d1** 持続する発赤	**d2** 真皮までの損傷
NPUAP ステージ分類		**深部組織損傷** 圧力および/または剪断力によって生じる皮下軟部組織の損傷に起因する、限局性の紫または栗色の皮膚変色または血疱。	**ステージⅠ** 通常骨突出部位に限局する消褪しない発赤を伴う、損傷のない皮膚。暗色部位の明白な消褪は起こらず、その色は周囲の皮膚と異なることがある。	**ステージⅡ** スラフ（水分を含んだ軟らかい黄色調の壊死組織）を伴わない、赤色または薄赤色の創底を持つ、浅い開放潰瘍として現れる真皮の部分欠損。破れていないまたは開放した/破裂した血清で満たされた水疱として現れることがある。

DESIGN-R® 深さ	**D3** 皮下組織までの損傷	**D4** 皮下組織を超える損傷	**D5** 関節腔・体腔に至る損傷	**U** 深さ判定が不能な場合
NPUAP ステージ分類	**ステージⅢ** 全層組織欠損。皮下脂肪は確認できるが、骨、腱、筋肉は露出していないことがある。スラフが存在することがあるが、組織欠損の深度がわからなくなるほどではない。ポケットや瘻孔が存在することがある。	**ステージⅣ** 骨、腱、筋肉の露出を伴う全層組織欠損。黄色または黒色壊死が創底に存在することがある。ポケットや瘻孔を伴うことが多い。		**分類不能** 創底で、潰瘍の底面がスラフおよび/またはエスカー（黄褐色、茶色、または黒色の乾燥した硬い壊死組織）で覆われている全層組織欠損。

出典：EPUAP/NPUAP 著、宮地良樹・真田弘美監訳『褥瘡の予防＆治療クイックリファレンスガイド』より一部改変
National Pressure Ulcer Advisory Panel, European Pressure Ulcer Advisory Panel and Pan Pacific Pressure Injury Alliance. Prevention and Treatment of Pressure Ulcers: Quick Reference Guide. Emily Haesler (Ed.). Cambridge Media: Perth, Western Australia; 2014.

＊EPUAP　ヨーロッパ褥瘡諮問委員会　　　　＊NPUAP　米国褥瘡諮問委員会

褥瘡と栄養の関係

 褥瘡発生と密接に関わる栄養管理と栄養摂取について見ていきます。

●褥瘡予防・治療に関わる栄養素と必要量

 褥瘡の治癒には栄養が欠かせません。さらに、病期 (p.53) に応じた必要な栄養素を知って指導などに生かします。

▼褥瘡予防・治療に関わる栄養素と必要量

病期	栄養素	1日必要量	役割	多く含む食品
炎症期 (黒色〜黄色期)	エネルギー量	予防: 25〜30kcal/kg 治療: 30〜40kcal/kg	蛋白質の分解を防止する	砂糖、穀物、イモ類など
炎症期 (黒色〜黄色期)	蛋白質	1.5〜2.0g/kg	細胞増殖、コラーゲン生成	肉類、魚類、卵、乳製品など
増殖期 (赤色〜白色期)	ビタミンA	2000IU	コラーゲン生成、上皮の形成	レバー、うなぎ、緑黄色野菜
増殖期 (赤色〜白色期)	ビタミンC	治療: 150〜500mg	コラーゲン生成	柑橘類、いちご、ブロッコリー、緑茶
増殖期 (白色期)	カルシウム	600mg	細胞の増殖・代謝の維持	乳製品、小魚、木綿豆腐
増殖期 (赤色期)	鉄 (Fe)	15mg	コラーゲンやヘモグロビンの合成	レバー、小松菜、海苔など
増殖期 (赤色〜白色期)	亜鉛 (Zn)	15mg	細胞機能の維持	牡蠣、レバー、うなぎ、空豆など
増殖期 (赤色期)	銅 (Cu)	1.3〜2.5mg	コラーゲン合成	レバー、すじこ、ココアなど
炎症期 (黒色〜黄色期)	アルギニン	7g以上	血管拡張、血流改善、コラーゲン合成、免疫増強、細胞増殖因子の分泌促進	大豆、イカ、牛肉、鶏肉など
増殖期 (赤色〜白色期)	コラーゲンペプチド	15g以上	コラーゲン合成促進、肉芽形成促進	牛スジ、ゼラチン、うなぎなど

 食欲がないなど、栄養を摂りづらい利用者の場合は、補助栄養剤を活用して栄養管理をするとよいでしょう。

褥瘡での特別訪問看護指示書の発行について

褥瘡へのケアが必要になった場合、真皮を超える重度の褥瘡の利用者は、月に2回（有効2週間/月）、医師より特別訪問看護指示書を発行してもらうことで、最長28日間にわたりほぼ毎日、訪問看護の提供ができるようになります。

その場合、訪問看護の形態は介護保険ではなく、医療保険になることも知っておきましょう（p.17）。

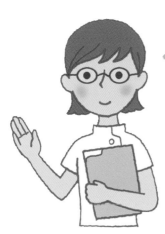

褥瘡の予防は、療養者自らが護ることが第一です。
しかし、体動が困難になったとき、人やもの、環境を駆使して、褥瘡を予防しつつケアをしていきましょう。

ベテランナース

chapter 4

在宅医療と疾患別ケア

· ·

訪問看護の対象となる疾患は、脳血管疾患や心疾患などの
循環器系疾患から神経系疾患、呼吸器疾患などまで様々です。
そのため、医療ケアとして褥瘡処置や血糖測定のほか、
各種の医療機器の使用と管理についても熟知しておかなければなりません。
ここでは近年、訪問看護で増えている透析治療も取り上げ、
在宅医療に必要な透析ケアに加えて
倫理的課題についても説明します。

呼吸器ケア

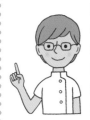

呼吸管理が必要となる呼吸器疾患には、慢性閉塞性肺疾患（COPD）や肺炎などがあります。これらの疾患は呼吸困難を引き起こすため、在宅でも呼吸機能ケアの継続が必要となります。他の疾患でも呼吸ケアが必要な療養者は嚥下機能障害を併発している場合が多く、誤嚥や窒息のリスクを抱えています。また、これらの呼吸器系疾患には、気道感染などをきっかけに呼吸状態が悪化しやすいという特徴があります。

訪問看護における排痰ケアと吸引処置

呼吸器看護に関連するケアには、排痰や吸引処置、酸素療法、人工呼吸器管理、薬物療法（ネブライザー吸入）などがあり、呼吸アセスメントに基づいた適切な看護の実践と、療養者や家族への指導が重要となります。

在宅療養においても、気管吸引の手技や物品の保管の基本は同じで、標準感染予防策に沿って行います。また、体位ドレナージやスクイージングなどの手技による適切な呼吸ケアを行うことで、効果的な排痰が期待できます。

在宅では病院とは異なり、医療従事者以外の家族や介護者による呼吸ケアの実践が必要ですが、在宅療養者の呼吸状態の維持と介護者の負担軽減を同時に図っていくことが大切です。

●痰を出しやすくするためのケア

同一体位を持続すると、特定の部位に痰がたまりやすくなります。痰が貯留している側を上にし、重力を利用して排痰しやすくします。療養者のふだんのポジショニングや体位、日常生活活動の状態から痰の貯留しやすい部分を見極めます。

●痰を重力で移動させる体位ドレナージ

・喀痰を出しやすくするために、側臥位にするなど体位を変える。

・上腕、肩関節を動かす（肩を回す）。呼吸器リハビリテーションは、理学療法士との連携が可能。

・胸部のマッサージや振動。

・寝たきりの利用者は、背部に痰が貯留しやすいため、スクイージング、背部をさするなどのマッサージを行う。

ただし、訪問時に体位を変えた場合は、ケアが終了し帰る際に、必ず安楽な体位に戻しましょう。また、体位ドレナージなどの喀痰喀出ケアは、訪問終了後に効果が出る場合があることも知っておきましょう。

●呼気量と呼気速度を高める呼吸訓練法

・慢性閉塞性肺疾患の場合は、呼気時に気道が閉塞し、十分に息が吐けなくなるため、口すぼめ呼吸を行う。口元に抵抗を作ることで、気道を広げ息を吐きやすくする。

・腹式呼吸：横隔膜を上下させ、1回の換気量を増やす。

・排出しやすい粘稠度にする

　一度固くなってしまった痰を柔らかくすることは難しく、ネブライザー※などによる加湿でも効果が得られにくいので、痰が固くなる前に対処することが大切です。

●痰を出しやすくする環境づくり

・加湿に留意する

　酸素療法や人工呼吸器療法をしている人は、乾燥した医療ガスを吸入しているため、気道が乾燥しやすくなります。気管切開をしている療養者は、上気道で行われるはずの加温や加湿ができないため、人口鼻の使用や呼吸器回路内での加湿が必要となります。利用者やその家族で手入れや管理を行いきれない場合は、訪問介護士に依頼しましょう。

・温度と湿度の管理

　適切な温度と湿度は、季節によって異なります。およそ次のようにします。

(夏季)温度：22±2℃／湿度：45〜60% (冬季)温度：19±2℃／湿度：40〜60%

・水分の摂取について

　水分の摂取量によっては、大量の喀痰が生じる場合もあることに留意し、喀出できたかどうかの観察を行います。適切な水分摂取量は、心疾患・腎疾患などの既往によって異なります。必ず考慮しましょう。

●小型吸引器での吸引の実施

　排痰法を行っても十分に自力排痰ができない療養者、口腔・鼻腔内吸引や気管切開のある療養者には、気管内吸引を行います。在宅では、卓上に設置できる小型電動吸引器を使用します。

　吸引器は、医療保険や介護保険の適応外であるため、各家庭でレンタルもしくは購入してもらうことになります。身体障害者手帳があれば、助成制度による給付を受けることもできます。

　また、CDC※（米国疾病予防管理センター）のガイドラインでは、感染管理の面から気管カテーテルの単回使用が推奨されています。

●口腔や鼻腔からの気管吸引

　口腔・鼻腔内吸引は、本来、咽頭までカテーテルを挿入して排痰を助ける処置です。しかし、咽頭までの吸引では十分に排痰することができないため、吸引カテーテルを喉頭近くや気管にまで挿入して痰の吸引を行います。

●吸引における合併症

　気管内・口腔・鼻腔吸引のリスクには、低酸素状態や肺胞虚脱があります。鼻腔からの吸引でも、気管吸引と同様に、気道無いの空気が奪われるため、低酸素状態や肺胞虚脱を引き起こすことを知っておきましょう。

　気管内・口腔・鼻腔吸引のリスクとして、このほかに鼻出血や気道内損、気道内感染、さらに腕頭動脈への刺激による出血にも留意しましょう。

吸引器には充電式とコード式があります。災害時の対応を考慮し、充電が可能な吸引器を準備しています。

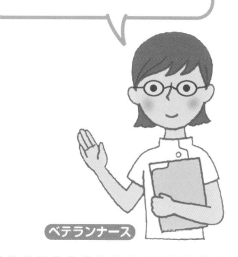

ベテランナース

※ネブライザー　薬液を濾過して肺や気管、鼻の奥に送り込む医療用機器。

※ CDC　Centers for Disease Control and Preventionの略。

在宅で行う呼吸機能のケア（在宅酸素療法）

在宅酸素療法（HOT＊）は、慢性の呼吸器疾患や心疾患、神経疾患による低酸素状態に対して、酸素を供給する治療法です。

HOTは自己管理が基本であり、訪問看護師は利用者が正しく使用できているかを観察する必要があります。また、HOTは低酸素血症の改善だけでなく、日常生活活動（ADL）その他の生活の質を向上させることも重要な目的となります。

●在宅酸素療法が必要な疾患と症状

在宅酸素療法が必要とされるのは、動脈血酸素分圧が**55mmHg以下**の慢性閉塞性肺疾患（COPD）や肺高血圧症など慢性の呼吸器疾患がある場合、軽い日常生活活動（ADL）でも呼吸苦や狭心症症状が出現するNYHA Ⅲ度の慢性心不全、および筋萎縮性側索硬化症などの神経疾患による低酸素血症です。

●在宅酸素療法の利用者が使用している物品を知っておく

ふだん在宅で生活している利用者は、在宅時は設置型酸素濃縮装置（酸素濃縮器）を使用し、外出時は酸素ボンベを使用しています。

そのため、災害時あるいは停電時は、酸素ボンベや液体酸素装置が必要となります。

▼在宅酸素療法に使う物品

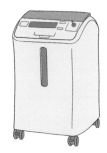 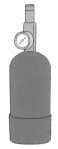 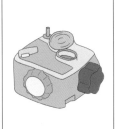 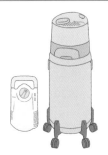

設置型酸素濃縮装置	酸素ボンベ	酸素同調器	液体酸素装置
◎自宅での使用に最適	◎外出に便利	◎酸素使用量を節約できる	◎子機に充填し、持ち運びも可能
・空気中の酸素を90%まで濃縮し、電気を使って酸素を供給する。 ・酸素残量を気にせずに連続使用が可能。 ・停電時や非常時は使用できない。 ・非常時や外出時に備え、酸素ボンベの併用が必要。	・携帯しやすい。 ・電気を使わないため、停電時や非常時も使用できる。 ・使用時間が限られるため残量に注意。 ・同調器を併用することで、呼吸に合わせて酸素を供給できるため、使用時間を2～3倍にできる。 ・酸素ボンベの使用可能時間の計算式を知っておく（災害時のために、2本くらいのストックが必要。酸素の業者さんと相談する）。		・設置型の液体酸素供給装置（親器）から液体酸素を少しずつ気化させて酸素を供給する。 ・外出時には携帯用の子容器（子器）に充填し、持ち運びできる。 ・親器の残量が少なくなると、業者が充填済みの装置と交換する。

＊HOT　Home Oxygen Therapyの略。

在宅酸素導入の流れ

在宅での呼吸器ケアには酸素療法が欠かせません。在宅酸素療法が導入されるまでのプロセスは次図のとおりです。

▼在宅酸素導入までの流れ

 在宅酸素の適応を主治医が決定する。

症状だけでなく、病態の認識や機器管理能力、環境、介護力なども含めて決定します。

 機器を選び、業者に依頼する。

酸素の必要量や療養者の活動性、環境などを考慮して主治医が選択します。

 使い方を指導する。

在宅酸素の業者の担当者や訪問看護師により、療養者と家族に対して機器の取り扱いや調節法、日常生活の注意点やパルスオキシメーターの使い方などを指導・教育します。

 自己管理で正しく使用する。

訪問看護師は、療養者の日々の自己管理のサポートを行い、機器の使用方法や緊急時の連絡体制なども確認します。

●**訪問時の観察項目**

在宅酸素療法では、家族と療養者が主体となって、安全に在宅酸素の管理をしなければなりません。その支援として、訪問時に以下の項目を観察しておく必要があります。

●**機器の使用状況**

・医師から指示された酸素流量は守られているか。
　例）安静時○○L、労作時○○L、最大増量時は○○Lまで可能、などの指示に従っているか。
・適切に酸素投与ができているか。
　例）酸素チューブが抜けやすい状態や引っかかりそうな状態でないか。呼吸苦の自覚がないということを理由に、自己判断で中止や流量変更をしていないか。

・酸素飽和度が測定できているか。
　例）パルスオキシメーターの使用方法がわかるか。療養者にとっての必要な酸素飽和度を理解しているか。
・環境面での安全は保てているか。
　例）ガスコンロや火器への配慮ができているか。酸素チューブや電源コードに破損はないか。酸素チューブは劣化していないか。カーテンや布団に接していないか。

●**呼吸状態や全身状態の観察**

・胸部を聴診。
・酸素飽和度を測定。
・低酸素症状はないか。
　例）顔面蒼白、口唇や爪のチアノーゼ、頭痛、意識レベルの低下（傾眠、意識混濁など）、胸痛、冷や汗、動悸、吐き気など
・咳や喀痰はないか。
・酸素カニューレによる皮膚トラブルはないか。
・浮腫は見られていないか。

家庭での過ごし方

在宅で酸素療法に使用する酸素ボンベは、療養者の生命に関わるものだけに、室内での設置場所や外出で携帯する際の注意点などについても、理解しておかなければなりません。

● **酸素濃縮器の設置について**

酸素濃縮器を設置する場所やポイントは次のようになります。

・酸素濃縮器の周囲は15cm以上空けて、機器内部の温度が上昇するのを防ぐ。
・液体酸素の親機は大きく重いので、設置場所の耐荷重などを考慮。
・水のかからない風通しのよい涼しい場所に置く。
・直射日光を避ける。
・暖房器具やコンロなどの火気からは2m以上離して使用する。
・換気（1時間に1回程度）を行います。加湿器は使用しません。

▼家庭での酸素濃縮器の設置場所

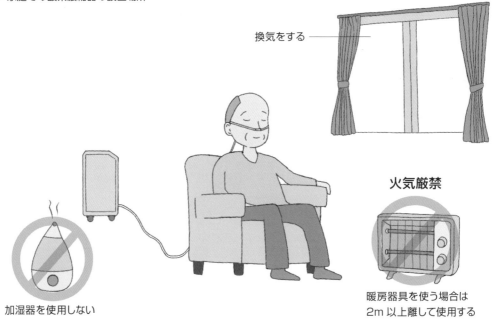

換気をする

火気厳禁

加湿器を使用しない

暖房器具を使う場合は
2m以上離して使用する

● **外出時の注意点**

外出時には、酸素ボンベを次ページの図のような用具で携帯することになります。その際に注意すべき点として、次のことが挙げられます。

・酸素ボンベの酸素残量および同調器の電池の残量を確認する（表A参照）。
・酸素の残量から残りの吸入可能時間の目安を知るために、表Aを携行する。
・液体酸素の場合は、子機に酸素が充塡できているかを確認する。
・緊急時の連絡先（病院、訪問看護ステーション、HOT事業者など）を携帯し、残量がなくなった場合など、緊急時に連絡できるようにする。

▼外出時の酸素ボンベ携帯法

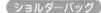

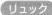

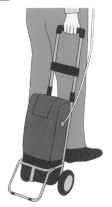 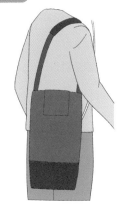 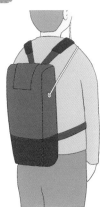

▼表A　酸素ボンベの吸入可能時間（300Lタイプ）

使用量／分	吸入可能時間		使用量／分	吸入可能時間	
	連続時	同調時		連続時	同調時
0.5 L	8時間	24時間	3.0 L	1時間20分	4時間
1.0 L	4時間	12時間	4.0 L	1時間	3時間
1.5 L	3時間	9時間	5.0 L	45分	2時間20分
2.0 L	2時間	6時間	6.0 L	40分	2時間

充填圧力134.7MPa（150kg/cm）

●日常の体調管理

　療養者には、日々の体調管理を行ってもらいますが、訪問時には感染症の予防法の周知や体調管理のための測定をします。

・外出後は手洗い、うがいなどを励行し、感染症予防をする。
・パルスオキシメーターで動脈血酸素飽和度の測定をする。

●市町村における助成制度の利用

　呼吸器疾患による在宅酸素療法が必要な利用者は、市町村でパルスオキシメーターの借用や購入ができる場合があります。そういった制度を利用すれば、療養者本人や家族が、パルスオキシメーターによる血中酸素飽和度の測定を行い、自己管理をすることが可能になります。

　その他、重度障害者日常生活用具給付など、自治体によって異なりますが何らかの助成があることを知っておきましょう。

●酸素療法で注意したい合併症
・CO_2ナルコーシス

　CO_2ナルコーシスのメカニズムは、高濃度の酸素を投与すると低酸素刺激がなくなり、呼吸が抑制されてCO_2が蓄積し、高二酸化炭素血症になる、というものです。中枢神経症状をきたし、呼吸停止することもあります。

　頭痛や発汗などの初期症状のあと、けいれんや意識レベル低下などの症状が観察されればCO_2ナルコーシスが疑われます。このことは利用者や家族に知っておいてもらいましょう。

気管カニューレの管理

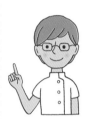

気管カニューレは、気道を確保するために気管を切開して留置するチューブのことです。神経筋疾患、意識障害、慢性閉塞性肺疾患（COPD）、脳血管障害の後遺症などで、長期間の呼吸器管理が必要な場合や、気道分泌物を自力で排出できない場合などに多く使われます。
気管カニューレは、生命維持と直結するものであるため、適切な管理を継続するだけでなく、介護者の負担を理解し、支援していく必要があります。

気管切開の療養者に必要なケアの視点

気管カニューレの選択や交換は訪問医によって行われますが、在宅では介護者となる家族が気管切開部と気管カニューレを管理する必要があります。本項では、人工呼吸器を使用していない療養者の気管カニューレの管理について説明します。

●気管カニューレの管理
・気管カニューレの選択と交換
・気管カニューレの固定

●気管切開孔の管理
・気管切開孔の感染予防
・潰瘍や肉芽形成などの皮膚トラブルや血流障害の予防

●気道クリアランスの維持
・気管吸引
・気道の加湿および加温
・誤嚥予防
・排痰の援助

●コミュニケーションの工夫
・発声以外の意思伝達方法
・スピーチカニューレの使用
・発声訓練

●栄養管理
・経管栄養

●家族や介護者へのサポート
・正しい管理ができているか
・抜去時の対応を確認し合っておく

気管カニューレの種類

　気管カニューレの種類によって、留意点が異なります。それぞれの特徴は次表のとおりです。

▼カニューレの種類と特徴

	カフ付きカニューレ	カフなしカニューレ	スピーチカニューレ
種類	（図：カフ付きカニューレ）カフ	（図：カフなしカニューレ）	（図：スピーチカニューレ）
特徴	人工呼吸器が必要な人向け。痰が多い場合は内筒付きの複管タイプが向く。	人工呼吸器を必要としない人向け。	発声が可能。人工呼吸器が不要で、喉頭の機能が維持できている場合に適応となる。

	レティナ	Tチューブ
種類	（図：レティナ）	（図：Tチューブ）
特徴	気管切開孔を保持するための器具。発声可能。人工呼吸器が不要で誤嚥の危険が低い人が適応。	咽頭・喉頭がんの気道狭窄の治療用。発声可能。人工呼吸器が不要。

ワンポイント

各タイプのカニューレの特徴を把握しておき、どのタイプが挿入されているかを確認します。また、療養者とのコミュニケーションが困難になるため、急を要する訴えやYES・NOの意思表示の方法（ゼスチャー、唇の動き、筆談など）を療養者と一緒に工夫しましょう。

● **気管カニューレの交換時期と観察ポイント**

カニューレの交換の間隔について、明確なエビデンスはありません。

定期的な交換によって、肺炎などの気道感染のリスクを低下させたという報告はないため、定期的な交換は不要です。

なお、気管カニューレを装着した療養者については、右のリストの内容を常に観察します。

▼気管カニューレの観察ポイント

□胸郭が挙上しているか。
□呼吸数・呼吸音の異常、酸素飽和度の低下などはないか。
□出血はないか（出血が持続する場合は医師へ連絡する）。
□瘻孔に皮膚トラブルがないか（感染徴候や炎症、肉芽がないか）。
□バイタルサインや全身状態に変化はないか。
□カニューレの閉塞の有無を観察。
　吸引時のカテーテルの入れづらさ、痰の性状（粘調性）等

気管カニューレの固定方法と管理の実際

気管切開部は分泌物などで皮膚トラブルが生じやすいので、Yガーゼでの保護が必要です。このガーゼを固定する方法として、次表の2つがあります。

▼気管カニューレの固定方法

	綿ひもを使った固定方法	カニューレホルダーを使った固定方法
利点	・低コストなので、汚染したときに交換しやすい。 ・顔や頸部の浮腫に合わせて交換できる。	・綿ひもより固定が簡単。 ・マジックハンドで長さを調整できる。 ・皮膚との接地面が大きく、皮膚トラブルが少ない。
欠点	・皮膚との接地面が小さく、皮膚トラブルの原因になりやすい。 ・ほどけやすい。	・綿ひもより高価でコスト負担が大きい。 ・繰り返しの使用でマジックハンドが弱くなると外れやすい。
固定のポイント	・指1本が入るくらいのゆとりを持たせる。 ・ひもが外れないよう、片結びにする。	・マジックハンドがネックバンドにしっかりと付いているか確認する。 ・指1本が入るくらいのゆとりを持たせる。

● **気管切開部周囲のトラブルとスキンケアと固定**

　気管切開部周囲はスキンケアが必要です。気管カニューレが挿入されているのに伴い、分泌物が多くなります。加えて、気管切開部の周囲の皮膚に分泌物などが付着することによって、気管切開部周囲に発赤や肉芽など、様々な皮膚トラブルが生じやすくなります。

　また、気管カニューレの管理として、臨床ではYガーゼを用いて保護しているケースが多く見られますが、家庭内では、痰や浸出液で汚染したYガーゼが長時間貼用されていることにならないよう気を付けます。気管切開部周囲のスキンケアにおける重要なポイントは、皮膚や分泌物の量などの観察と保清です。

・ **気管切開部周囲のスキンケアの必要物品**

　気管切開部周囲のスキンケアに欠かせない物品は次のとおりです。

▼必要物品

> ・Yガーゼ
> ・カニューレホルダー(ひも固定の場合はひもとはさみ)
> ・消毒綿・タオル(首の周りを拭くため)
> ・バッグバルブマスクやジャクソンリース

・ **スキンケアの実施手順**

❶必要物品を準備する。

❷手指衛生を行う。

❸痰を吸引する。

❹カニューレホルダーを外し、首の皮膚の状態を観察しながら清拭する。

❺気管カニューレが抜けないよう押さえながら、Yガーゼを外す。

❻気管切開部周囲の汚れを消毒綿できれいに拭き取る。気管切開部周囲の皮膚に発赤やびらん、肉芽がないかを観察する。

❼気管カニューレに沿って、新しいYガーゼを当てる。

❽汚れている場合はカニューレホルダーを交換する。

● **気管切開部の皮膚トラブルへのスキンケア例**

　過剰な滲出液や痰による皮膚トラブルへのケアの例です。

・ **表皮剝離やびらんがない**

油性軟膏(ワセリン)や水溶性軟膏(アズノール)を塗布してから、滅菌Yガーゼで保護します。

・ **表皮剝離やびらんがある**

軟膏を塗布すると皮膚から汚れをとりにくくなり、悪化の原因となるのでおすすめできません。

薄型のハイドロコロイドドレッシング材(デュオアクティブ、レプリケアETなど)や非固着性のポリウレタンフォーム(ハイドロサイト)の使用が有効です。

・ **ガーゼ刺激による皮膚トラブルが見られる**

ガーゼ刺激による皮膚トラブルがある場合は、Yガーゼの使用を控え、気管切開部周囲の清拭のあとでワセリンを塗布する方法を用います。

気管切開をしている療養者の観察とケアのポイント

気管切開をしている療養者では、何らかのトラブルが生命の危機に直結するため、十分な観察が必要です。

出血、気道閉塞、事故（自己）抜去、感染に留意します。

● **観察とケアのポイントを見てみましょう**

・気管切開部周囲の皮膚の状態を観察します（発赤の有無、肉芽の有無、出血の有無、ガーゼの汚染の有無）。

・気管切開孔が不潔にならないように留意します。

・気管カニューレが閉塞しないように加湿と吸引を行います。

・気管-食道瘻*や気管-腕頭動脈瘻*を観察します。

・吸引内容物の性状を観察します（血液や食物残渣の混入の有無、出血の有無など）。

気管カニューレにおける気管内吸引時の観察とケアのポイント

気管内吸引において気を付けたい留意点を以下に紹介します。

● **吸引手技における留意点**

吸引カテーテルを挿入する際は、気管支分岐部に当たらない位置まで挿入します。挿入されている気管カニューレの長さは、製品や内腔サイズによっても変わりますが、大人の場合6～8cmです。挿入の長さが10cmを超える場合は、カテーテル先端で気管の分岐部や粘膜を刺激することによる損傷に注意しましょう。特に、在宅で医療従事者以外の家族が行う場合には、カテーテル挿入の長さに注意が必要です。

● **合併症**
・粘膜損傷
・出血
・嚥下反射や咳嗽反射の誘発
・肺炎（人工気道によるカフ上からのたれ込み、吸引チューブを介しての感染、血圧変動や不整脈などの循環動態の変動による）
・無気肺

● **特に気を付けるべき状態や症状**
・低酸素血症
・出血傾向
・頭蓋内圧亢進症状
・吸引刺激により気道の過敏性が亢進している状態（例：気管軟化症など）

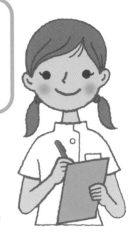

気管カニューレのケアの不備は生命の危機に直結するので、観察と管理がとても大切なのですね。

新人ナース

心疾患の症状別特徴とケア

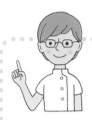

在宅での心疾患ケアで大切なことは、異常に気付いて症状の緩和をしつつ、セルフケアへの支援をすることです。ここでは、心疾患の中でも高齢者に多く見られる不整脈と心不全について見てみましょう。

心疾患の種類と症状

訪問看護を利用する療養者が抱える慢性疾患には、心疾患が多く見られます。以下の疾病が代表的なものですが、心不全のように、悪化すると生命の危険につながる疾病もあります。

● **心臓弁膜症**

心臓の中にあって、血液の流れを一方通行にして逆流を防ぐ4つの弁の障害による病気です。弁が硬く開きにくくなる**狭窄症**と、弁が閉じきらずに血液が漏れてしまう**閉鎖不全症**があります。外科的に治療をする場合と、保存的治療をする場合があります。利用者の多くは罹病期間が長く、徐々に循環不全（心不全）となっていきます。

弁膜症のある人は、不整脈（心房細動）を併せ持っている場合もあることも知っておきましょう。

● **不整脈**

不整脈には、徐脈性の不整脈および心不全に関係する心房細動による不整脈の2種類があります。それぞれの特徴や治療方法の違いを見てみましょう。

・**徐脈性の不整脈**

徐脈性の不整脈は、脈がゆっくりとしているのが特徴で、めまいや失神などの症状が現れます。この症状のある洞不全症候群、房室ブロックなどは、ペースメーカーの植え込みなどの治療を必要とする場合があります。

すでに治療を行い、ペースメーカーを挿入している療養者の場合、手帳の記録を見て受診やメンテナンスがなされているかを確認することも大切です。

また、ペースメーカーは亡くなったあと、火葬の際に爆発する恐れがあるため、申告が必要となります。火葬前に摘出しなければならないことを知っておきましょう。

＊**気管-食道瘻**　気管内吸引時に気管壁を損傷し、気管と食道間に瘻孔を形成されることをいう。
＊**気管-腕頭動脈瘻**　気管内吸引時に気管と、血管（腕頭動脈）間の瘻孔形成となると、多量の出血となり生命に影響するため予防が必要。

・心房細動の不整脈

　心房細動の不整脈は、心電図波形において、F波が発生し、R-R間隔が一定ではありません。脈拍を取ると一定の拍動を刻んでいないのが特徴です。

　心臓弁膜症を既往とした人は、心房細動が生じている場合があります。特に、心房細動を有する場合、脳梗塞（塞栓）の可能性があるので観察が必要です。

▼発症の仕組み

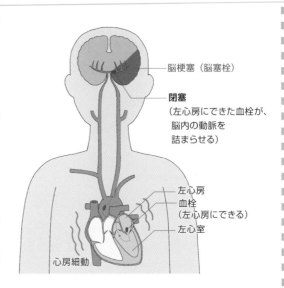

脳梗塞（脳塞栓）

閉塞
（左心房にできた血栓が、脳内の動脈を詰まらせる）

左心房
血栓
（左心房にできる）

左心室

心房細動

　手足が動かない、ろれつが回らない、よだれが止まらないなどの症状が、前ぶれもなく突然現れます。その場合は、救急車を呼ばなければなりません。

➕ 慢性心不全における緩和ケアと看護師の役割

　慢性心不全はときに死に至ることもありますので、看護師の早期の気付きが重要となります。

　以下、慢性心不全の特徴と観察のポイントについて説明します。

●慢性心不全の特徴と緩和ケア

　慢性心不全の特徴として、急性増悪を繰り返しながら比較的ゆっくり、ときに急速に病態が変化します。また、療養生活中の突然死もあり、予測が困難です。

　しかし、慢性心不全は治療によって回復することがあるので、緩和ケアに加えて病態・症状改善のための治療継続が重要となります。

　また、心疾患だけでなく他疾患有病者（糖尿病、慢性腎不全の合併）が多いので、症状をアセスメントし、コントロールする支援が必要です。

●慢性心不全における看護師の役割

　訪問看護師には、次のような役割があります。

・複雑な症状アセスメントと症状コントロール
・重症化予防（セルフモニタリング、セルフマネジメント）
・日常生活支援（心負荷軽減と運動、清潔の保持と感染防止・褥瘡予防、食事と栄養改善など）
・在宅チーム医療における看護の専門性（相談、調整、専門的スキルの発揮）
・精神的苦痛・スピリチュアルペインの緩和
・在宅療養支援（地域医療連携、退院前退院後訪問、急変時対応など）
・家族・遺族ケア（家族の心身の疲弊、経済的困窮、悲嘆感情などに対処）

● 基本的な観察項目とポイント

　看護の大切な役割として、心不全の徴候をいち早くキャッチできるかどうかが挙げられます。

・バイタルサイン測定

　脈拍測定、呼吸音聴取（左右のエア入り確認、心雑音）、SpO_2値、頸静脈怒張の有無などを重点的に観察しましょう。

・自覚症状

　会話の中から、いつもと違う症状がないかチェックしましょう。例えば、風邪症状がある、元気がない、会話していても息が切れる、などの症状は重要なサインの場合があります。

・浮腫の有無

　訪問時に確認するのはもちろんのこと、セルフチェックできるように、療養者や家族と一緒に確認しましょう。靴下のゴム跡がないか、手で押して跡が残らないかを見ます。

　浮腫の観察の際、体型によっては、浮腫なのか肥満なのかわかりづらいことがあります。

　体型に関係なく正確に観察する方法は、骨の上の観察です。すね（前脛骨）やくるぶし（外果部）の骨の上を押してみて、跡が残るかどうか見るとよいでしょう。

・体重の変化

　体重増加は心機能低下のサインである場合があります。1日に体重が2〜3kg増加する場合（同じ時刻に測定しているか要確認）は早めに医師に報告します。心機能が低下すると身体の水分を排出できず、（全身）浮腫が生じるからです。

▼心血管疾患患者の臨床経過のイメージ

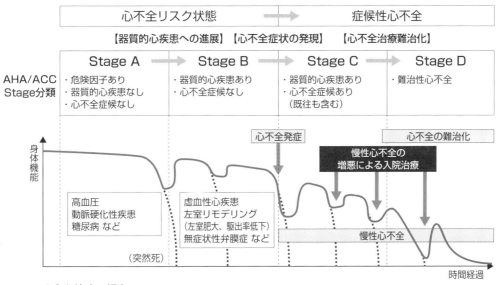

● 主な治療の視点

ステージ A：心臓によい生活習慣、器質的心疾患の予防
ステージ B：心不全症状の予防、器質的心疾患の進行抑制
ステージ C：症状コントロール、QOL 改善、入院・死亡回避、急性増悪時の治療
ステージ D：症状コントロール、QOL 改善、再入院の回数の減少、人生最終段階のケア

出典：2013 ACCF/AHA Guideline for the Management of Heart Failure' Circulation, 2013: 128:e240-327.
平成29年5月19日 第4回心血管疾患に係るワーキンググループ資料を一部改変

●重症化を防ぐことができる大切なポイント
・インアウトバランスのチェック
　ふだん水分を摂る生活習慣があるかどうかを確認しておきます。利尿剤を服用している場合は、食事・飲水量、排尿状況に注意しましょう。

　トイレの回数は多くても、十分な排尿がない場合もあります。食事・飲水量が少ないのに、利尿剤を服用している状況が続くと、脱水症状になってしまいます。

　飲水量としては1日1500mLの摂取が必要ですが、心不全や腎不全の利用者の場合は、水分制限を考慮した摂取量を医師に確認しましょう。

・排便コントロール
　加齢のほか、複数の内服薬の副作用、食事や飲水の量の影響など、様々な原因で便秘になりやすく、排便のコントロールが不良になることがあります。

　訪問時に確認し、必要であれば内服の調整や、医師に報告して浣腸や摘便などの処置を行います。

　便秘の症状がある場合、排便時の怒責が血圧変動をきたし、循環動態に影響を与える可能性があります。また、下痢症状が続くと脱水症状を引き起こす危険があります。

・浮腫のケア（足浴）時の留意点
　浮腫による不快感の改善のため、フットケア（足浴）を行うことがあります。

　心不全による浮腫の場合、フットケアで下肢の循環がよくなって心臓への還流血液が増え、呼吸困難をきたすことがあります。そのため、呼吸症状に注意しながら実施しましょう。

　なお、浮腫の療養者に対して下肢のマッサージをしてはいけません。

・内服管理
　内服薬の飲み忘れ、飲み間違いが多い場合は、医師や薬剤師に相談して一包化する、カレンダー配薬にする、服用回数を少なくするなど、利用者の負担をできるだけ少なくするよう工夫してみましょう。

・同居者からの情報
　同居している家族にも、利用者にいつもと違う点や気がかりなことがないかどうか確認します。

●心不全の治療と支援
　心疾患が悪化した場合、**心不全**に至ります。心不全は徐々に進行し、生命の危険にさえつながりかねません。

　心疾患療養者は、糖尿病や慢性腎不全など様々な疾患を有することが多いため、現病歴・既往歴も含めてアセスメントし、服薬管理や心臓への負荷を考慮した日常生活とセルフケアへの支援をしていきます。

　症状によって生活の質が低下するので、その人らしく生活できるような支援が必要です。

　どこで最期を迎えるか、ということは、在宅での治療や看取りに関係してきます。すなわち、急変時に病院へ搬送する必要があるのか、そのまま家で治療や観察をし続けるのか、ということです。訪問看護師は、本人や家族の意向を十分に把握しておきましょう。

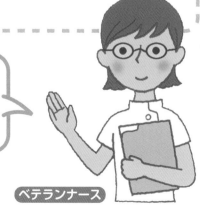

心不全で最期をお見送りする看取りの看護は奥が深いです。療養者と関わりながらよりよい看護について考え続けています。

ベテランナース

透析療法の利用者へのケア

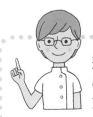

透析治療が必要な療養者は、透析を導入すると一生治療が続きます。そのため、生活の質の維持と治療継続を支援しなければなりません。また家族への支援も必要です。

➕ 透析が必要となる原因と透析治療への導入

最近の透析導入の原因としては、慢性腎炎による透析が減少し、高血圧や糖尿病といった中高年期に多い成人病に起因する糖尿病性腎症、腎硬化症などが増えています。

訪問看護では、透析患者の看護だけでなく、導入原因となりうる疾病の現状を知っておくことが必要です。

また、透析導入後は、合併症である心疾患や感染症などを予防しながら、療養者の生活の質を維持するための支援を行います。

● **糖尿病性腎症から透析治療に**

糖尿病性腎症から透析治療に至るケースが多く見られます。

慢性的（年単位）に腎機能の低下が持続している状態を慢性腎不全といいます。慢性腎不全が悪化して重症度が高くなると、透析治療が必要となります。

腎不全の重症度は、❶原疾患、❷腎機能（GFR＊）区分、❸蛋白尿区分を合わせたステージによって評価され、それぞれのステージで適切な治療が必要です。治療においては、血液透析、腹膜透析が選択され導入されます。

▼慢性腎不全の重症度分類（CKD診療ガイド2012より）

原疾患	蛋白尿区分		A1	A2	A3
糖尿病	尿アルブミン定量（mg/日）		正常	微量アルブミン尿	顕性アルブミン尿
	尿アルブミン/Cr比（g/gCr）		30未満	30〜299	300以上
高血圧、腎炎、多発性嚢胞腎、移植腎、不明、その他	尿蛋白定量（g/日）		正常	軽度蛋白尿	高度蛋白尿
	尿蛋白／Cr比（g/gCr）		0.15未満	0.15〜0.49	0.50以上

＊GFR　Glomerular Filtration Rateの略。糸球体濾過量。

原疾患		蛋白尿区分		A1	A2	A3
GFR区分 (mL/分 /1.73m²)	G1	正常または 高値	≧90			
	G2	正常または 軽度低下	60～89			
	G3a	軽度～ 中等度低下	45～59			
	G3b	中等度～ 高度低下	30～44			
	G4	高度低下	15～29			
	G5	末期腎不全 (ESKD)	<15			

出典：一般社団法人日本腎臓学会：エビデンスに基づくCKD診療ガイドライン2018, 東京医学社, 2018, p3, CKD重症度分類

重症度は原疾患・GFR区分・蛋白尿区分を合わせたステージにより評価する。
CKD*の重症度は死亡、末期腎不全、心血管死発症のリスクを、緑■のステージを基準に、黄　、オレンジ■、赤■の順にステージが上昇するほどリスクは上昇する。(KDIGO CKD guideline 2012を日本人用に改変)

●血液透析と腹膜透析の違い

　透析には、腕の血管を通して体内にたまった老廃物などを除去して血液をきれいにする**血液透析**と、お腹の中の腹膜の毛細血管を通して血液中の余分な水分と老廃物を排出する**腹膜透析**とがあります。この2つの透析の違いを下表に示します。

> **ワンポイント**
>
> G1、G2では、ほとんど自覚症状はありません。G3以上で治療が必要になります。定期的な検査で、G2以内にとどめG3以上にならないように予防していくことも重要です。

▼血液透析と腹膜透析

透析の種類	血液透析	腹膜透析
目的	血液を体外のダイアライザーに通したあと、血液を戻す	透析液を注入し、4～8時間後に透析液を体外に出す
透析場所	医療機関（自宅で行う場合もある）	自宅・職場
透析操作実施者	透析室スタッフ	本人、介助者
治療頻度	週3回	毎日
食事管理	重要	自尿があれば緩和可能
残存腎機能	早期に低下	保持されやすい
旅行や運動の注意	シャント部への負担を避ければ、制限なし	腹圧をかけなければ、制限なし
入浴	非透析日は自由。透析日はシャワー浴	腹膜カテーテルの保護が必要
その他の注意点	・シャントトラブル（閉塞、感染、出血、疼痛など） ・血圧コントロール（透析中の血圧低下に注意）	・腹膜の透析膜としての寿命（約10年） ・腹膜カテーテルの感染 ・腹膜炎や腹部症状に注意

＊CKD　Chronic Kidney Diseaseの略。慢性腎臓病。

透析療養者への支援

● **透析療養者への支援のポイント**

透析療養者への支援には、以下のものがあります。透析療養（ここでは主に血液透析）を受ける療養者の支援について見てみましょう。

・訪問看護師が行っている透析治療は効果的に受けられているか。
・療養者や介護者が合併症を予防した日常生活を送れているか。
・セルフマネジメントをしているか。

● **血圧の管理について**

透析療法を受けている多くの療養者は高血圧の既往があり、内服薬を服用しています。

透析療養中に血圧の変動が生じるため、ふだんから血圧のセルフチェックをしてもらい、ノートなどに記入しておくなど、血圧の管理をしてもらいます。

▼血圧測定例

透析日の透析前血圧：140/90mmHg未満　　その他の血圧：125〜145mmHg

● **ドライウェイトについて**

ドライウェイトは、透析治療後に、身体にたまっている過剰な水分が除去された状態の体重のことですが、ドライウェイトの数値の設定が透析治療の目安とされます。

● **体重の管理**

体重測定は、測定した体重がドライウェイトや除水量の指標となるため重要です。

・毎日同じ時間に測定し記録してもらう。
・体重が増加した場合には、水分や塩分の過剰摂取の有無や食事摂取量、便秘の有無などを問診。
・透析間の体重増加の許容範囲：一般的に透析間の体重増加は中1日でドライウェイトの3%、中2日で6%未満とされている。

● **シャント管理のポイント**

訪問看護師は、実際に透析の状態を観察するだけでなく、療養者や家族が処置を適切に行えているかどうか確認し、適切に実施できるよう指導します。

・透析時の観察事項

・シャント音（聴診）：
　聴診器を用いて、チェストピース何個分聴こえるか確認する。
　正常なシャント音：「ザーザーザー」。
　異常なシャント音：「キュンキュン」といった狭窄したような音。
・出血や感染徴候がないか？

・日常生活の注意点

・シャントの感染予防を行う。
・採血や静脈注射、血圧測定は非シャント肢で行う。
・圧迫や衝撃を避ける。たたいたり、ぶつけたりしないようにする。

▼シャント管理のポイント

視診　非シャント肢と比較する

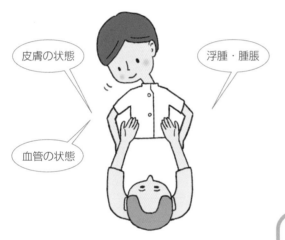

皮膚の状態

浮腫・腫脹

血管の状態

触診　スリルの減弱の有無や
血管の硬さ、深さを触診する

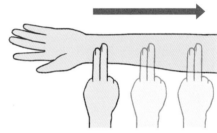

聴診　1か所だけでなく、多くの部位で音を聴く

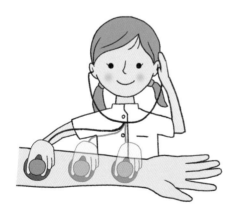

シャントを護るには、観察と共に、セルフケアが不可欠です。認知機能低下などによりセルフケアが困難になっていないかどうかの把握が必要です。

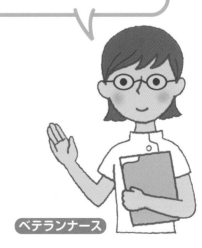

ベテランナース

● **透析療養者の感染と予防**

透析の利用者の死因の第1位は感染症であるため、感染予防は重要です。

ここでは、透析患者に起こりやすい感染症の1つであるバスキュラーアクセス＊（VA＊）感染を紹介します。

▼バスキュラーアクセス（VA）感染

原因・リスク	・カフ型カテーテル＜人工血管によるシャント＜自己血管によるシャントの順番で発生しやすくなる。 ・黄色ブドウ球菌（MRSA＊やMSSA＊）が起因菌の約8割を占める。 ・穿刺部位のテープかぶれや掻破、皮膚の乾燥も原因となる。 ・消毒液によるアレルギー反応にも注意が必要。
症状	・穿刺部や穿刺部周囲の熱感、発熱、排膿、腫脹、出血。
対応・予防	・シャント部位の自己管理（朝晩の視診・聴診・触診）。 ・透析前の局所麻酔薬貼付前にシャント肢を洗う。 ・感染徴候が出たら早期受診につなげる。 ・スキンケア（乾燥を防ぎ、ケガを予防する）。

● **透析療養者の一般的な感染予防対策**

・免疫力低下を防ぐこと、感染しにくい状態を作ること。
・食事と休息、予防の手洗い・うがい・マスク、そしてワクチンの接種など。
・シャント穿刺部の清潔な管理。
・血液透析の場合はシャントのトラブル、腹膜透析の場合は腹膜炎症状の異常に気付くこと。

＊バスキュラーアクセス　血液透析のための血液を取り出す場所で、動脈の血液が静脈に流れ込むように血管をつなぐ。
＊VA　　　　Vascular Accessの略。
＊MRSA　　Methicillin-Resistant Staphylococcus Aureusの略。メチシリン耐性黄色ブドウ球菌。
＊MSSA　　Methicillin-Susceptible Staphylococcus Aureusの略。メチシリン感受性黄色ブドウ球菌。

透析患者を支える社会資源

透析患者を支える大切なものの1つに社会資源の活用があります。

では、社会資源としてどのようなものがあるかを見てみましょう。

●障害者手帳の申請

透析導入の基準の1つ、血清クレアチニン濃度の値で、障害者手帳の等級が決まります。

腎臓機能障害の等級の目安は、血清クレアチニン濃度が、4級で3.0～5.0mg/dL未満、3級は5.0～8.0mg/dL未満、1級は8.0mg/dL以上です。

身体障害者手帳が交付されると、おおむね次のような対応が行われます。

・障害者医療費助成制度の適用
・所得税・住民税の控除
・タクシーの1割引
・本人所有の自動車税の減免、駐車禁止等除外標章の交付など

市区町村によって補助内容が異なります。手続きや相談の窓口となるのは、市区町村の障害者支援担当の社会福祉主事や社会福祉士です。

なお、障害者手帳は再申請が可能です。透析導入がなされ、治療が始まると血清クレアチニン濃度が急激に上昇することはそれほど多くありません。しかし、透析導入時期に申請した障害者手帳が3級以上であった利用者が、血清クレアチニン濃度8.0mg/dL以上となった場合には、再申請ができることを知っておくとよいでしょう。

●治療費について

透析治療がいったん導入されると、以降は週に3回、一生にわたる継続した治療が必要となります。人工透析治療にかかる費用は1か月で約40万円、腹膜透析では30～50万円（CAPD*の場合）といわれています。

健康保険の自己負担額で月額12万円と大きな負担となりますが、医療保険の長期高額疾病（特定疾病）の公的助成があり、1か月上限1万円（所得により2万円）で治療が受けられます。

●障害年金

初診時に、厚生年金、共済年金、国民年金の支払いをしている人は、障害年金の手続きができます。ただし障害年金の受給は、障害者であること、障害者手帳を有することが要件ではありません。

受給が可能かどうかについては、市区町村の障害年金の窓口で相談してもらいましょう。

●介護保険

透析患者の多くは、公的助成があったり、障害者手帳があるため、介護保険の申請をしていません。しかし、高齢になると共に、移動機能や認知機能の低下に加え、家族構成の変化などから受診が困難になる場合があります。この場合、介護保険申請を行い、介護タクシーやそのほかの介護保険サービスを受けることができます。

＊CAPD　Continuous Ambulatory Peritoneal Dialysisの略。持続携行式腹膜透析。

透析治療の倫理的課題

透析治療は続けることが大切ですが、利用者は
もちろん家族にとっても大きな負担となります。
ここでは、透析治療を続けていく中で、利用者や
家族の心の変化を訪問看護師がどのようにくみ取
り、支援していくのかについて紹介します。

●透析導入時

65歳以上あるいは70歳以上であっても透析が
導入されています。また、若くして透析治療を受
けることになる人もいます。透析治療が開始され
ると、それ以降、継続して透析治療を受け続けな
ければなりません。

ある透析医師はいいます。「患者は治療を受け
続ける覚悟がいる。一方、医師にも患者を支える
覚悟がいる」と。

透析治療を受けながら生き続けていく人、とい
うことを常に念頭に入れておきましょう。

●透析をやめたいと言われたとき

腎機能障害による透析治療をやめることは死を
意味します。治療が苦痛でやめたいと言う利用者
もいるかもしれません。やめたいと言った利用者
が、それでも透析治療を続けるのは、やはり死に
たくないと思う気持ちが生じるからでしょう。

利用者も家族も、治療および治療をしながらの
生活の中で、気持ちは変化します。その気持ちの
変化を傾聴し、寄り添う看護が必要です。

●利用者や家族の状況に変化が生じたとき

利用者本人が認知症になる、家族が亡くなり独
居になる、など様々な変化が生じます。

家族が亡くなり独居になった人も、地域のサ
ポートシステムを利用して治療を受け続けていま
す。認知症であっても透析治療を受けている人は
います。在宅型の施設に入所して透析に通う人も
いるほか、数は少ないですが透析病院と連携した
施設もあります。

訪問看護師には、その人が最期まで治療しなが
ら生活し続けるための環境調整や生活支援をして
いくことが望まれます。

在宅血液透析が増えてきています。
今後、訪問看護師によるケアが必要
とされるポイントの1つです。

ベテランナース

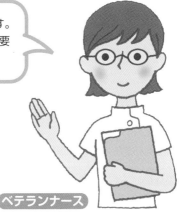

これからの血液透析看護と予防の看護

　血液透析治療が導入されると、クリニックや病院で週に2〜3回治療を受けます。

　現在、自宅での血液療法が導入され始めており、今後は病院だけでなく自宅での血液透析も増えてくることが予想されます。したがって、在宅治療という観点から、訪問看護師は血液透析の看護について知っておく必要があります。

　血液透析となる原因として、糖尿病や腎硬化症のような血管変性に関係したものが増えてきました。血液透析導入に至るのを防ぐためには、慢性腎不全すなわち糖尿病性腎症の予防、さらには糖尿病のみならず、高血圧や動脈硬化が関係する腎硬化症など、中年期からの慢性疾患罹患の予防が重要です。

訪問看護とエンディングノート

　訪問看護師にとって、療養者の最期を看取るのはとても悲しいものです。自宅で肉親の最期を迎えるご家族にとってはなおさらつらく苦しいことでしょう。それだけに看護師としては、最期まで本人やご家族に寄り添った支援をすることが大切です。

　その支援にとても役立つものとして、いま注目されているのがエンディングノートです。

　エンディングノートは、療養者が、終末期にどのような治療を受けたいのか、あるいは受けたくないのか、食べられなくなった場合どうするのか、胃瘻を入れる選択をするのかどうか……などを書き留めておき、家族が確認できるようにするものです。

　しかし、その希望（意思）には、療養者がそれまで生きてきた中で確立した好みや生活信条、価値観が反映されています。

　だからこそ、例えばエンディングノートには、医療や治療の選択のほか、お寿司のネタやみそ汁の具は何が好きか、といったささいな好みも書き留めておいてもらいましょう。療養者が好む過ごし方の延長に、終末期の栄養摂取や治療の選択があるのです。

　訪問看護師は、家族で話し合っておくことをすすめるだけでなく、療養者本人の考えを傾聴して把握し、それをご家族に伝えるという橋渡しをすることも重要な役割といえます。

chapter 5

在宅医療と小児看護

訪問看護では、小児を対象としているステーションは少ないといわれます。
病棟看護から訪問看護に移ったときに戸惑うことの1つが小児看護です。
訪問看護師として、どのように子どもに接していくのか──。
ここでは、医療ケアが必要な子どもと
その家族の在宅療養を支えるための知識と、
訪問看護の実際について見ていきましょう。

在宅医療が必要な子どもの 医療ケアの特徴

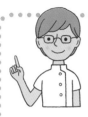

在宅での医療ケアが必要な子どもの多くは嚥下障害や呼吸障害を抱えていることから、呼吸ケアが中心となる傾向にあります。そのほかに必要とされるのが経管栄養や皮膚のケアです。同時に、子どもの成長・発達に応じて必要なサポートを行うことも重要となります。

✚ 在宅医療が必要な子どもの看護の全体像

在宅医療が必要な子どもに欠かせない看護ケアとして、以下の4つがあります。

●成長と発達を促すケア

子どもは、医療依存の有無とは無関係に日々成長・発達しています。小児看護は病棟、在宅を問わず、子どもの成長・発達を促すための関わりが重要です。

●医療ケア

在宅療養中の子どもには、在宅酸素療法や吸引処置、人工呼吸器管理、経管栄養や排泄障害に関する処置など、様々な医療的なケアが必要となります。そのケアは主に家族が担うため、看護師は安全な医療ケアの継続のためのサポートを行っていく必要があります。

例えば、気管切開をしている小児では、カニューレが短くて自己抜去のリスクがあるほか、抜けてしまうと塞がりやすいので、ケアをしながらも十分な観察が必要です。

●家族ケア

家族は、医療ケアから生活の世話に至るまで昼夜を通して行っています。それだけに、精神的にも体力的にも負担が大きいものです。看護師はそれぞれの家庭に合わせて、負担の軽減につながるようにサポートしなければなりません。

●異常の早期発見

在宅医療が必要な子どもは体調管理が難しく、重症化させないためにも異常の早期発見が重要です。バイタルサインの正常値にとらわれず、「いつもと違う」に気付くことが大切です。

また、年間を通して体調を崩しやすい時期などを予測することも必要です。

> 医療ケアが必要な子どもの看護には、発達に寄り添う療育支援が欠かせないのですね。

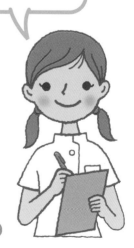

新人ナース

▼小児の在宅医療で多い疾患と医療ケア

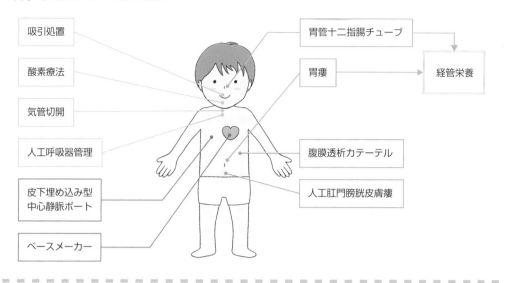

- 吸引処置
- 酸素療法
- 気管切開
- 人工呼吸器管理
- 皮下埋め込み型中心静脈ポート
- ペースメーカー
- 胃管十二指腸チューブ
- 胃瘻
- 経管栄養
- 腹膜透析カテーテル
- 人工肛門膀胱皮膚瘻

在宅医療が必要な子どもの時期別看護の特徴

子どもは日々、成長しています。そのため在宅医療では、子どもの成長に合わせてサービスの量や内容を調整することが求められます。

▼時期別に見る在宅医療の特徴

在宅移行期 ← 子どもと家族の生活の基盤を支える

●**在宅支援のポイント**
・生命の安全と安楽な生活を守る。
・医療機器の取り扱いや医療的ケアの手技を確認する。
・在宅生活のリズムを作る。
・在宅環境を整備する。
・その家庭に合ったケアの方法を検討する（継続できるシンプルな方法の提案）。
・親の話を傾聴し、一緒に考える。

●**子どもや家族の思いを聴き、子どもの成長発達を支援する**
「不安なことは何か」「退院して変わったことは何か」
「退院して大変なことは何か」「退院してよかったことは何か」
「どんなふうに育ってほしいか」「どんなことをしたいか」

在宅安定期 ← 子どもと家族の外出や社会参加をサポートする

・療育・生活空間を拡大できるようにサポートする。
・サービスを利用しながら安定した生活を送ることができるように支援する。
・子どもの成長や家族の生活に合わせてサービスの量や内容を検討し、調整する。

異常の早期発見のための訪問看護師の役割

　小児の訪問看護の重要な役割は、利用者のささいな異常に気付き、それを具体的に言語化することです。

● いつもと違うことに気付いて具体化する

　医療ケアが必要な退院直後の子どもは、体調管理が難しいため、フィジカルイグザミネーション（視診、聴診、触診、打診）を駆使してアセスメントを行うことが重要です。

　状態の観察に加えて基準値との数値の比較も重要です。また、脳の機能が乏しい重症心身障害児では、体温調整ができないことから、ウイルスなどに感染していても発熱が見られないことがあり、早期発見につながりにくい可能性があります。

　家族から発せられる「いつもと違う」という情報から、「いつもより脈が速い」など客観的データにつなげたり、「どのように違うのか」を具体的に言語化できるよう手助けしたりします。また、家族に状態記載表（育児日記）を記録してもらって年間を振り返り、「このくらいの時期に呼吸状態が悪くなった」など、経験的に予測するための指標としていくことも重要です。

入浴は子どもの成長に合わせて支援方法を変える

　訪問看護の中でも入浴支援は、子どもにも家族にも喜ばれるケアの1つです。入浴は、身体の清潔を保つと同時に気持ちのリフレッシュ効果があるからです。しかし、子どもの入浴には注意すべき点がいくつかあります。

　子どもの成長は速く、つい最近まで抱っこして入浴できたのにいまでは持ち上げるのが精一杯、ということもあります。体重が増加してくると、介助者が家族だけでは限界があります。移動して入浴させるには、転倒のリスクがあるほか、介助者の腰を痛めることにもなりかねません。介助者を2人にする、リフトを使うなど、子どもの成長に合わせた入浴支援が必要になります。

・乳幼児のように介助者1人で抱っこできる場合でも、安全への配慮が行き届かず、移動する際に子どもの足を廊下の壁などにぶつけたりする恐れがある。1人での抱きかかえの場合は、転倒防止と移動時の安全面の配慮が必要。

・子どもが大きくなってきたら、リフトを使用した入浴、通所介護（デイサービス）での入浴支援を活用する。

医療的ケアでは、気管切開部に配慮し、側彎症（そくわんしょう）の子どもの入浴支援時には筋緊張に留意する。

　訪問看護師はケアの留意点を十分把握し、訪問での入浴、リフトの使用、通所介護での入浴支援など、支援の形態の変化を調整していくことが必要になります。

小児の在宅呼吸ケア

小児の呼吸器の疾患と、必要される在宅での呼吸機能のケアについて説明します。

● 呼吸器感染症（気管支炎、肺炎）

呼吸器感染症の主な症状は、喘鳴、呼吸困難、多呼吸、肩呼吸、咳嗽、発熱、経口摂取量（食事や哺乳量）の低下などです。

その原因菌として挙げられるのが**RSウイルス**です。RSウイルスは2歳未満に感染しやすい小児特有のウイルスで、このウイルスによるRS感染症は、肺に近い細気管支にまで炎症を起こすため、呼吸障害に注意する必要があります。

人工呼吸器を使用している子どもは、「人工呼吸器における感染」となる可能性もあります。

● 気管支軟化症

気管支軟化症の症状は、喘鳴、犬吠様咳嗽、呼吸困難などです。肺炎を繰り返し、重症化した場合には心肺停止状態に至るため、症状をよく観察しましょう。

● 子どもの呼吸のなぜ？　を把握する

成人と比較すると子どもの呼吸筋は未熟です。疲労しやすい上、解剖学的・生理学的特徴から気道が閉塞しやすく、低酸素血症になりやすいという特徴があります。

また、子どもは免疫機能が未熟であるために感染症も起こしやすく、呼吸器感染を起こした場合には、呼吸障害を招きやすくなります。

▼小児の呼吸器官

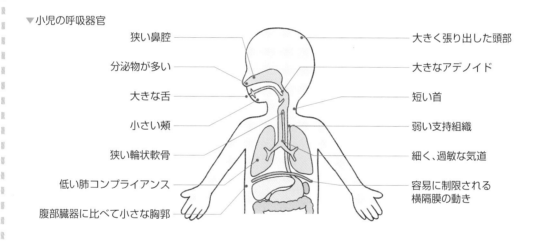

狭い鼻腔	大きく張り出した頭部
分泌物が多い	大きなアデノイド
大きな舌	短い首
小さい頬	弱い支持組織
狭い輪状軟骨	細く、過敏な気道
低い肺コンプライアンス	容易に制限される横隔膜の動き
腹部臓器に比べて小さな胸郭	

ワンポイント

連携の例：児童発達支援導入について
NICUの子どもは退院時に訪問看護につなぐためのサポートが必要になります。例えば、重症心身障害児（重心）の子どもとその親は、相談支援の場所や情報を知らないことがあるので、親と子どもの会などの、成長に応じた支援サービスについて紹介できるようにしましょう。

在宅医療の必要な子どものケアの連携

　子どもの在宅医療ケアでは、成長発達をしていく過程で、どのようなケアや調整する機関があるのかを紹介します。

●訪問看護は子ども自身と家族の力を借りるケア

　医療ケアの必要な子どもが自宅で生活するとき、家族が大変だと感じる点として次のものが挙げられます。

・子どもの体調管理の難しさ
・24時間365日介護する大変さ
・経済的な負担
・介護者の復職の難しさ

　こうした不安や大変さを予測しながら、負担や不安を軽減できるように寄り添い、必要に応じて社会資源となるネットワークを活用できるようにつないでいくことが重要です。

●成長発達に応じた連携の仕組み

　子どもの成長と共に、医療や看護のほかにも成長発達に応じた支援が必要になってきます。その仕組みを知っておきましょう。下図は在宅での生活を支えるネットワークです。

▼在宅で生活するためのネットワーク（小児在宅医療連携拠点事業）

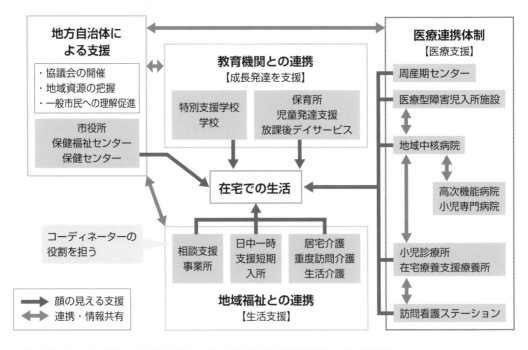

出典：平成26年度 小児等在宅医療連携拠点事業（厚生労働省医政局指導課 在宅医療推進室）
　　　資料を参考に図を改変

chapter 6

認知症のケア

認知症とは、脳の病変によって、記憶や実行機能、

視覚認知など、複数の認知機能が後天的に低下し、

社会・家庭生活に支障をきたすようになった状態です。

認知症の病態を理解し、社会生活に影響する身体的、心理的不快を取り除き、

周辺症状の悪化を防ぐためのケアについて見ていきましょう。

認知症の種類と治療

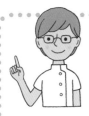

訪問看護では、利用者本人あるいは家族が認知症であることも多いため、関わり方を知っておく必要があります。アルツハイマー型、レビー小体型、脳血管性、前頭側頭型という認知症の4タイプのそれぞれについて、症状、治療や対応例を見てみましょう。

 ## 認知症のアセスメントと看護の視点

認知症の症状が見られる場合に重要なのは、まずは診断してもらうことです。疾患によっては、認知機能障害の症状を示していても、認知症とは異なりすぐに治療が必要な場合があります。

例えば、慢性硬膜下血腫、脳腫瘍、甲状腺機能低下症、正常圧水頭症などの疾患です。

これらの疾患では、治療することで認知機能障害を改善できる場合があることを知っておきましょう。

●診断用ツール

認知症には様々なタイプがあります。そのタイプを正しく判断するためには、認知機能の診断が必要となります。MCI＊の場合もあります。

認知症の評価診断のツールには、次のものがあります。

▼認知機能の診断用ツール

- ・HDS-R＊（長谷川式簡易知能評価スケール）
- ・MMSE＊
- ・行動観察評価
- ・FAST＊

●認知症の利用者におけるアセスメントのポイント

認知症の利用者は、症状を自分で正確に伝えることができず、特に痛み、身体の不調、脱水等を伝えられないために、気付くのが遅れ、重篤化してしまうことがあります。

例えば、次のようなケースです。

- ・痛みを訴えることができず、気付いたときには腫脹し、骨折していた。
- ・以前の転倒が原因で脳出血していた。
- ・強度の便秘が、実は大腸がんの末期症状だった。

認知症の利用者やその家族との訪問時の関わりを通して、全身を観察すると共に、何かしらの変化に気付くことが、異常の早期発見につながります。

＊MCI　　Mild Cognitive Impairmentの略。
＊HDS-R　Hasegawa Dementia Scale-Revisedの略。
＊MMSE　Mini Mental State Examinationの略。
＊FAST　Focused Assessment with Sonography for Traumaの略。

● 認知症における看護の視点

認知症の症状には個人差があり、症状の出現の有無や、病型によって中核症状・周辺症状が生じるかどうかは異なります。

そのため、病型を把握し、症状に応じた看護ケアとコミュニケーションを行うことが大切であると共に、早期の適切な医療介入が必要です。

また、運動機能障害、嚥下障害、便秘、失禁、感染症などといった身体症状も加わりますので、訪問看護師は適切なアセスメントにより、生活の不自由さや不快さを軽減するための支援を行います。

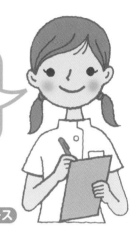

認知症のような症状でも治療できる疾患があるようです。よく観察することが大切なのですね。

新人ナース

認知症のタイプ別の特徴と対応例

認知症には様々なタイプがあります。では、以下にタイプ別の症状とケアの対応例を紹介しましょう。

● アルツハイマー型

・70歳代以上。40～50歳代の若年での発症もある。

・中核症状：記憶障害（初期から）。時間や場所、人物などの判断がつかなくなる、といった見当識障害

▼見当識障害

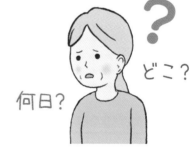

▼対応例

・記憶を思い出させようとしない。
  × 「私のこと覚えてますか？」「○○のこと覚えてますか？」
  ○ 「看護師の○○です」（毎回自己紹介をする）
・なじんだ環境やその人の記憶を生かしたレクリエーションその他の活動に参加する。
  × 「お花の先生をしていたのですか？」
  ○ お花の会に誘導し、「お花の先生をしていたと聞きました、素敵ですね」

●レビー小体型

・70〜80歳代の高齢者に多い。4大認知症の中で最も年齢層が高い。

・中核症状：実行機能障害（パーキンソニズム／パーキンソン症状）

・周辺症状：

  [行動症状] 無為、無反応など

  [精神症状] 幻視、幻覚

▼対応例

・パーキンソン症状

  ○ 排泄行為や食事行為などの行為が止まったら声をかける。

・無表情・無反応

  ○ 気分を害しているわけではない。そのときどきで説明や確認を行いながら支援する。

・幻視

  ○ 食事に虫が入っているように見えている場合は、
    「ひじきの煮物ですね。甘辛い味は好きですか？」と説明する。

●脳血管性

・60歳代以上の男性に多い。

・中核症状：失認、失行、失語

・周辺症状：[行動症状] 無為、無反応など

・脳の障害部位によって症状にムラがある。

▼対応例

・1つずつわかりやすく伝える。

・本人が役割を持てるようにして活動への参加を促し、廃用性＊の機能低下を防ぐ。

▼失行

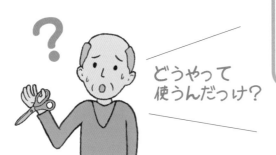

どうやって
使うんだっけ？

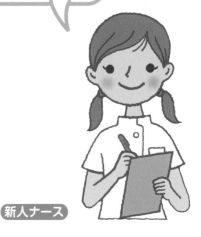

認知症といっても種類があるし、同じアルツハイマー型でも、進行の程度によって関わり方が違うんですね。

新人ナース

＊**廃用性**　安静状態が長期間続くことで起こる、心身の機能低下のこと。

●前頭側頭型

・40〜50歳代と若年に発症する。

・中核症状：判断力の障害、実行機能障害など

・いつも同じ時間に同じ行動をするパターン（常同行動）が見られる。

・周辺症状：暴言、暴力、性行動異常など

・人格変化などでこの認知症の発症に気付くことがある。

・記憶、見当識は保たれることが多い。

▼対応例

・いつもと同じ時間に同じ行動をとるなど、本人独自のルールがあることを理解した支援をする。本人が興味を持ちそうな事柄を見つけて活動を促す。

・暴言、暴力、性行動異常など
疾患の症状からくるものであり、支援には留意する。否定や強い叱責をすると、周辺症状の悪化の可能性がある。否定はしないが、容認するわけではない。

▼実行機能障害

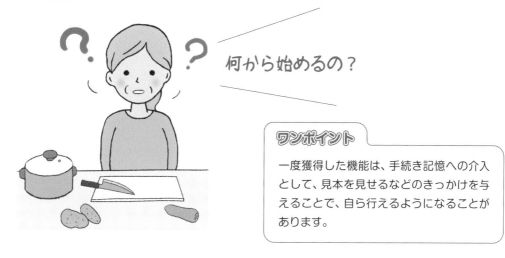

何から始めるの？

ワンポイント

一度獲得した機能は、手続き記憶への介入として、見本を見せるなどのきっかけを与えることで、自ら行えるようになることがあります。

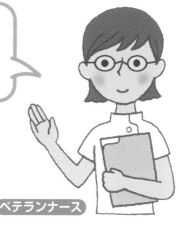

療養者やご家族が、どのような場面で困っているのかよく聴き、その情報を訪問看護師同士で共有し合いましょう。

ベテランナース

認知症ケアのポイント

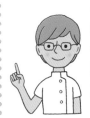

一般に認知症は、記憶障害のイメージがあり、人が変わったかのような周辺症状が生じると、家族は戸惑い不安になります。大きな存在であった配偶者や両親のいままでと違った姿に、家族は早く治して元に戻ってもらいたいと願うことでしょう。このまま悪くなっていくのでは——と追い詰められた家族の言動によって、認知症を罹患した本人も不安になり、さらに症状が悪化していく場合もあります。

訪問看護師の役割と認知症の人へのケア

利用者が安心して暮らしていける環境を整えるには、まずは、コミュニケーションをとり、利用者のことを知り、関係性を築くことが大切です。

そして、利用者の行動をよく観察し、介入することが大切です。

そのため、訪問看護師は利用者に対して次の点に留意して接するようにします。

・自分は必要な存在だと認識できるようにする
　本人ができることを把握し、できることはしてもらう（強みを生かす）。
・プライドを傷付けない
　否定しない、叱らない、指摘しない。
・環境を変えない
　住環境・生活習慣の環境、リズムやペースを合わせていく。
・家族の話を傾聴する
　家族の日々の苦労をねぎらい、家族だけで抱えないように伝える。
・変化する症状に臨機応変に対応する
　認知症には段階があり、最後は寝たきりとなる。寝ている時間が増えるため、食べる、飲み込むなどに影響してくる。段階に応じたケアが大切。

訪問看護師の重要な役割は、家族に認知症が病気であることを理解してもらい、認知症の利用者本人に不安や変化を与えることなく、落ち着いた毎日を過ごしてもらえる環境を提供することです。

したがって、まず家族の不安解消のためにも、かかりつけ医への相談や、認知症専門医への橋渡しができるといいでしょう。

加えて、日々関わる家族だけでなく、医師、ケアマネジャー、介護福祉士、理学療法士、そして市区町村の福祉課など、関わる人たちとの綿密な情報共有と調整を行い、認知症を有する人とその家族が不安なく笑顔で毎日を過ごせるように支援していきます。

●認知症の利用者への対応

・不安を与えないための配慮

　記憶障害により顔を覚えられない場合は、「はじめまして、訪問看護師の○○と申します」と笑顔であいさつするところから始めましょう。訪問時間内に何度も自己紹介をする必要がある場合もあります。

・利用者の尊厳を守る言葉遣いと対応

　認知症では、萎縮した脳の機能低下が現れ、人格障害、機能障害を起こします。しかし、何十年も生きてこられた実績が利用者の中に必ずあります。やりたくてもできないということを理解し、敬意を込めた言葉遣いや態度で接しましょう。

・利用者の日々の変化に気付く

　認知症の人は、病状や自分の状態を的確に周囲の人に伝えることができにくくなっています。介護者には、その人の身体状態の変化を早期に発見することが求められます。

　観察のポイントは、いつもと違うところに気付く、ということです。表情や顔色が違う、食欲がなくなる、落ち着かず歩き回るなど、いつもと異なる状態や行動が現れた場合、何らかの疾患による症状やケガによる痛みが生じている可能性もあります。医療的な視点でも考えることは、訪問看護師の役割といえましょう。

●生活支援のための情報収集

　認知症の人との関わりで重要なことの1つに情報収集があります。

・質問を工夫しましょう

　「どうしましたか？」「何か具合が悪いですか？」といった問いかけでは質問が漠然としていて答えられません。「頭が痛くありませんか？」「ムカムカしませんか？」など、「はい」「いいえ」で答えられるような質問にするとよいでしょう。

　認知症の人とその家族が地域の中で自分らしく生活するのに、訪問看護師が果たす役割は非常に大きいと感じています。

・生活支援の誘導時の工夫

　例えば、入浴を拒否する場合があります。「お風呂に入りましょう」と言って入ってもらえなかったけれど、「着替えましょう」「お薬を塗りましょう」と言ったら入ってもらえた、というように誘導の言葉かけで変わることもあります。

　利用者のそれまでの習慣で、入浴を重要視しない生活を送ってきた場合、入浴はいま必要ないと思うのです。また、羞恥心や、介助をしてもらうことへの遠慮も生じているでしょう。利用者にとって好むことなのか、気分がよくなることなのか、重要なことなのかを情報収集することで、誘導の言葉かけの工夫がわかり、スムーズなケアへとつなげることができます。

●転倒予防の重要性

　認知症の人のケアで気を付けたいことに、転倒による骨折があります。認知症のない人に比べて2倍以上も転びやすいといわれています。レビー小体型認知症の場合は歩き方が小刻みになって足がスムーズに出ない、脳血管性認知症の場合は平衡感覚障害からバランスを崩しやすい、といった認知症の病態だけでなく、症状緩和用の薬の副作用や白内障など加齢に伴う視覚・聴覚障害を原因とした転倒の可能性もあります。

　また、転びそうになったときにバランスをとれないなど、対処行動をとりづらくなることも、転倒や骨折のリスクを高めます。とっさにバランスをとったり手を突いたりして、「うまく転ぶ」ことが難しくなるのです。転倒のリスクは常にあるので、転倒の危険性が特に高い場合には、転倒時の衝撃を和らげるヒッププロテクターの装着も予防策の1つです。周囲の理解や協力も重要です。転倒により骨折すると活動が制限されるため、転倒予防の支援は重要です。

●徘徊への対応

　認知症の中核症状の1つに「徘徊」と表現される、絶えず歩き回る行為があります。

　徘徊とは、支援する看護者の立場での表現であり、本来、認知症の利用者の立場になっていません。なぜなら、客観的には目的不明の行為に見えますが、本人にとっては目的のある場合が多いのです。

歩き回るような行為が見られた場合は、落ち着いて声をかけます。無理に行為をやめさせてはいけません。まず、一緒に歩くなどの対応が大切です。

しかし、何らかの目的があって一人で外出したものの行先がわからなくなる、あるいは帰路がわからなくなる、頭が混乱するといった原因による行方不明や事故の可能性などがあります。近隣の住民や民生委員、警察などにあらかじめ周知しておくことも必要です。近隣のコンビニエンスストアが情報源となってくれることもあります。地域で見守って支える地域力が今後重要となるでしょう。

●独居の認知症の人へのケア

認知症は、物忘れの自覚がないので、症状が進行していても自分では気付くことができません。あいさつなどの受け答えができるため、近所の人にも気付かれにくいでしょう。ボヤ騒ぎなど周囲にわかる事故で認知症だと気付かれたときには、症状がかなり進行していた、ということもあります。

独居高齢者は、市区町村や民生委員が把握していることが多いのですが、認知症は進行する病気であって、症状が進むと独居生活が難しくなることも念頭に置く必要があります。地域で見守り支える仕組み、家族との同居や施設入所の適否などを考慮に入れた上で、利用者の希望や意思を尊重する対応を心がけましょう。

●家族への対応

家族へのケアも重要になってきます。家族は不安感から、生年月日や「私が誰だかわかる?」などと何度も尋ねてしまうことがあります。つらいのは本人やまわりの家族です。自宅でケアをしている家族に対しては、間違ったケアでも否定はせず、よりよい方法について時間をかけて話し合いましょう。

認知症の利用者の周辺症状による暴言や訪問拒否は、家族にとっても重荷になります。看護師は、本人が不快にならないようなケアの工夫を考えます。

特に、できるだけ毎日同じ時間にいつもと同じ行動、ケアができるように環境を整えます。訪問看護に行く時間も、急な予定変更などがないように心がけます。

また、家族の気持ちに寄り添い、頑張っていることを認めてねぎらうことが大切です。加えて、重要なのは家族を地域で孤立させないことです。近隣の人が気軽に声をかける関係ができていれば、家族の負担軽減にもつながります。

●主治医との調整

例えば、認知症になったのち、糖尿病にもかかわらず過食がやめられない、確実な内服ができないなど、血糖の管理が困難なケースが見られます。糖尿病、血圧や心臓の内服薬に認知症の内服薬まで加わるので、無理もありません。訪問看護師は、薬剤を減らす検討をドクターに依頼し、調整をすることも重要な役割です。

column

訪問看護での認知症療養者の看取りケア

認知症のケアでは、例えば、アルツハイマー型認知症が進行して家族によるケアが困難となり、グループホームや施設への入所となることが少なくありません。

しかし、今後も在宅での認知症のケアを望まれる人が多いことから、在宅での最期・看取りのケアが重要になるといわれています。認知症の療養者に対する看取りのケアには、苦痛緩和やQOLを考慮した緩和ケアが不可欠です。

chapter 7

訪問看護における倫理と
意思決定支援

近年、訪問看護において避けられないのが、
ハラスメントのような倫理に関わる問題と看取りへの対応です。
看護師は最期までその人らしく生きることを支援し、
またご家族に寄り添い、その気持ちを傾聴することが大切です。

ハラスメントの予防と対応

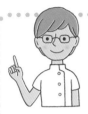

現在、暴力やハラスメントは大きな社会問題となっています。訪問看護においても避けては通れない問題です。訪問看護は個で訪問し、利用者のケアはもちろん家族の支援を行うことも多いからです。ここでは、暴力やハラスメントの予防と対策について考えます。

よりよい訪問看護を目指して

訪問看護では通常、専門職が個で訪問し、支援しています。そのため、予期せぬ暴力やハラスメントなどについて理解しておく必要があります。

現実問題として、対象者やその家族からの暴力やハラスメントが報告されています。

訪問看護へのハラスメントには、❶身体的暴力、❷精神的暴力、❸セクシャルハラスメントがあります。こうしたハラスメントに遭遇しても毅然として利用者支援を続けていくために、看護師や保健医療専門職が、そのような起こりうるリスクに対しては、常にアンテナを張りめぐらし、その場における対応を知っておくことが重要になります。

スタッフは暴力、ハラスメントに遭っても自制し、利用者のプライバシーを絶対守らなければならないと考え、管理者に相談しない傾向があるとの報告もあります。現在、全国訪問看護事業協会ではそのような問題にも取り組んでいます。事業所の勉強会などで問題解決策を話し合うなどして、よりよい訪問看護を目指してください。

看護師は、ハラスメントに遭遇しても、自分の支援が十分でなかったせいだと考えて我慢しがちで、誰にも相談しないことも多々見られます。しかし、これからも長く利用者や家族との信頼関係を保つためにも、ハラスメントの兆候を感じたら事務所に報告して、その対策を考えるようにしましょう。

所長さん

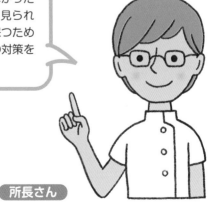

アドバンス・ケア・プランニング（ACP）

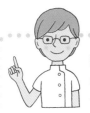

訪問看護では、療養者の最期、看取りのケアを行います。医療ケアについての療養者やその家族の希望を尊重するために、ACP（アドバンス・ケア・プランニング、人生会議）を知っておきましょう。

ACPの意義

厚生労働省が2017〜2018年に開催した、人生の最終段階における医療・ケアの普及・啓発の在り方の検討会において、次のことが議論されました。

「すべての方が自分らしい暮らしを人生の最期まで続けられるようにするため、人生の最終段階での医療・ケアにおいて十分に本人の意思が尊重されるよう、国民に対し、人生の最終段階の医療・ケアに関する情報を適切に提供することや、普及・啓発を図ることが必要である」

さらに、「本人が家族などの信頼できる者や医療・ケアチームと事前に繰り返し話し合う」といった、話し合うことの重要性を強調する観点や、在宅医療・介護の現場において活用できるようにするための見直しがなされています。

日米諸国、あるいは日本においても、人生の最終段階における医療・ケアについて事前に本人の意思を表明する方法や共有する方法として、リビング・ウィルや事前指示書の取り組みが進められています。最大の課題は、本人の意思が家族や医療・ケアチームに共有されないケースがまだまだ多いことです。

現在、訪問看護師は利用者への治療や看護、看取りを含めた支援に携わる重要な位置にいて、最終段階での医療・ケアにおける本人の意思を聴くことができます。

しかも、本人、家族、医療・ケアチームで話し合い、共有するプロセスを持つことで、本人自らが意思を伝えられない状態になっても、本人の意思を尊重した医療・ケアチームが連携して支援できるようになります。

自分の家で看護や介護を受けながら
豊かな気持ちで生活してもらうためには、
苦痛緩和や安眠、そして癒やしを得るなどの目的で、
緩和ケアを施すことが大切です。

ベテラン訪問看護師のワンポイント（看取りのケア）

　自宅で看取りをすると決めていても、家族の気持ちがゆらいで救急搬送となることがあります。また、看取りの場所や方法について家族一人ひとりの意見が異なることもあります。しかし、家族がよく話し合って、本人や家族のみんなが望んだ方法で最期を迎え故人を見送ることができたときは、残された家族の絆が深まることでしょう。本人の意思や家族の意向に寄り添い、さらに家族に対する亡くなったあとのグリーフケアも必要です。

家族から見た看取りのケア

事例：父の看取りでの訪問看護師との関わりについて
ケア内容：酸素療法、点滴、創処置、モルヒネでの鎮痛コントロール

●自宅での看取りを選択した娘の想い

　「本人が笑顔で過ごすことができたので、娘である私の自宅を選んだことはよかったです。父の看取りについて"なるべくいつもの生活が続けられるように"という想いを持っていました。頻脈になって慌ててしまいましたが、看護師さんに相談したところ『ご本人に苦しくないか聞きながら関わるといいです』とアドバイスしてくださり、父につらいかどうか尋ねながら寄り添うことができました」

●家族から見た訪問看護師のケアへの思い

　「何人かの訪問看護師の間でケアの情報が共有されていなくてがっかりしました。がんの浸出液が多く、ガーゼが皮膚に直接付着して痛みがあったので、工夫の提案を伝えていたのですが、家族の意向をくんでくれず、自分の思い通りのケアを進めていく看護師のサポートに腹が立ちました。死後の処置も慣れない様子だったので、不満ばかりを感じてしまう出来事でした」

●訪問看護師に向けて

　在宅は、病院とは違って療養者と家族の生活の場であり、それを考慮した上でのケアが望まれます。看護師は、安全面や衛生面を優先したケアをしがちです。家族や療養者と話し合いながら、その人に合ったよりよい方法を一緒に見つけていくことが大切です。
　訪問看護師と家族の信頼関係が崩れることは、療養者やその家族にとって悲しいことです。最期のケアにおいて、看護師が慣れていなくても関係性を大切にし、意向に沿ったケアを一緒に行えていたら、家族も嫌な思いをしなかったのではないかと考えられます。ぜひ、療養者本人の意思とご家族の意向を知り、誠実なケアをしていってほしいと願わずにはいられません。

chapter 8

アロマテラピーと
訪問看護

....

訪問看護をしていると、がんや心不全の終末期の人、
認知症の人などへの支援で限界を感じることがあります。
そのようなとき、自然療法の知識や支援方法が役立ちます。
日本でも看護に取り入れられている自然療法の１つに
アロマテラピーがあります。
ここでは、エビデンスやその効果を知りましょう。

植物の香りを楽しみながら
心と身体を健やかにする

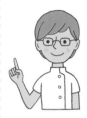

アロマテラピーのアロマ（aroma）はよい香り＝芳香、テラピー（thérapie）は療法で、直訳すると芳香療法と呼ばれます。
植物由来の芳香物質である「精油」を拡散、吸入、または肌に塗布するなどして、嗅覚と触覚を刺激して心身のバランスを整えていく自然療法です。香りを楽しむことで心身が癒され、身体の不調も整えることでQOLの向上につながります。現在、アロマテラピーの研究は多角的に行われており、訪問看護でも多く利用されています。

 ## アロマテラピーが心身に作用する仕組み

アロマテラピーが心身の不調を改善し、バランスを整えてくれるのには、大きな理由があります。ここで、精油※の吸収と代謝のメカニズムを知り、精油の心と身体への影響を理解して、安全に役立てていきましょう。

※ 100% pure naturalを選択し、間違って合成香料を使用しないようにしましょう。

● 精油が心身に作用するルート
　精油が心身に作用するルートには、大きく次の2つがあります。

❶嗅覚から大脳へ伝わるルート
❷皮膚・呼吸器から身体へ伝わるルート

▼精油が心身に作用するルート

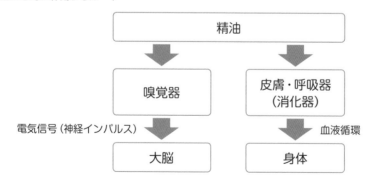

❶嗅覚から大脳へ

一般的に"香りを嗅ぐ"ことにより得られる作用は、このルートからです。

空気中に揮発した精油の芳香成分を吸い込むと、香り成分は鼻腔の上部にある嗅上皮の粘膜に付着します。ここで嗅毛という繊毛が香り成分をキャッチし、嗅細胞を刺激すると、その情報は電気信号（神経インパルス）に置き換えられ、嗅神経（嗅球・嗅索）を通って、大脳辺縁系へ直接伝えられます。

このルートで香りが脳を刺激するのは、わずか0.2秒。また、大脳辺縁系は不安や緊張などの感情や記憶などに関わる中枢であるため、心地のよい香りを感じると、瞬時に気持ちが落ち着いたり、ふと懐かしい記憶がよみがえってくることが起こります。

▼嗅覚から脳への伝わり方

大脳辺縁系　嗅球　嗅上皮　嗅毛　視床下部

❷-1　皮膚から血液へ

アロマトリートメントやアロマバスにより得られる作用が、皮膚から精油成分を吸収するルートです。精油を植物油で希釈したトリートメントオイルを肌に塗布したり、精油を湯に混ぜて入浴（アロマバス）や手浴、足浴をしたり、アロマを使ったホットタオルで清拭することにより、精油の芳香成分が表皮から浸透します。

精油成分は分子構造が小さく、皮膚膜になじみやすい性質（親油性）なので、真皮まで浸透します。真皮から毛細血管に入り、血液に乗って各器官に作用し、様々な組織に影響を与えるのです。この作用機序を**経皮吸収**といいます。精油は真皮まで浸透します。

・経皮吸収を促すために

皮膚からの効率的な精油成分の吸収を促すには、以下のような方法があります。

・皮膚温を上昇させる（沐浴や温湿布で温めてからトリートメントする〈ラップやコットンパック、ホットタオルなど〉、室内を温めるなど）。
・角質層の水分量を増やすため、肌水や芳香蒸留水で潤わせる。
・塗布後に局部を密閉する。
　……など

▼皮膚から血液への伝わり方

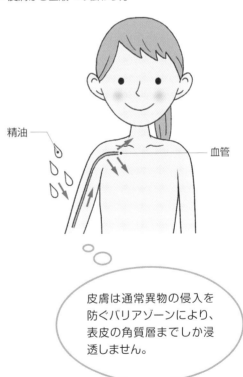

精油　血管

皮膚は通常異物の侵入を防ぐバリアゾーンにより、表皮の角質層までしか浸透しません。

❷-2 呼吸器から血液へ

呼吸や吸入により得られる作用がこのルートです。鼻や口から吸い込んだ精油成分は、肺胞の膜を透過し、血液に乗って全身を巡り、各器官に作用します。

また、鼻から吸った精油成分はごくわずかながら鼻腔粘膜からも吸収され、同様に各器官に作用します。

・精油成分が痰や咳に作用するメカニズム

去痰作用や鎮咳作用を持つ精油は、精油の成分が気管支から肺へ吸入される過程で作用します。

● 精油の代謝

皮膚や呼吸器からのルートで体内に吸収された精油成分は、身体の組織や器官を巡り、代謝されます。最終的には肝臓で分解、腎臓で濾過され、尿や汗、呼気、便の中に排出されると考えられています。

● アロマテラピーの活用方法

精油成分を空気中に拡散させる**芳香浴**を基本に、呼吸器を通して精油成分を積極的に体内に取り入れる「吸入」、肌からも成分を吸収する「沐浴」、精油を希釈したトリートメントオイルを皮膚に塗布する「トリートメント法」など、様々な方法があります。

どの精油をどのように使用するかで、作用が異なってくるので、目的に合った方法を選びましょう。

▼呼吸器から血液への伝わり方

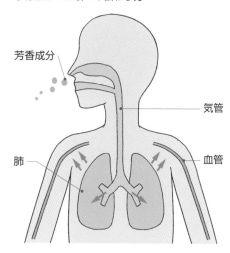

芳香成分
気管
肺
血管

● 芳香浴による脳の活性化

医学博士古賀良彦氏の研究によると、レモン精油、ラベンダー精油、蒸留水（無香）を1つずつ嗅いで脳波を測定したところ、レモンの香りは認知の対応能力を高める脳波を活性化させ、ラベンダーは脳の鎮静化を促した、という結果が出ています。

この結果からも、脳の活性化や副交感神経刺激によるリラクゼーション効果が確認されており、認知症や睡眠障害、終末期の看護における生活の質（QOL）の向上に向けた看護でのいっそうの活用が期待されます。

▼精油による脳の活性化

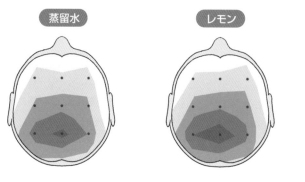

蒸留水　レモン　ラベンダー

31.8 μV
0
31.8

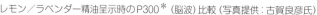

レモン／ラベンダー精油呈示時のP300＊（脳波）比較（写真提供：古賀良彦氏）

＊ **P300**　音や香りなどの刺激を受けたとき、その300ms（0.3秒）後に頭頂部の上皮に出現する低周波の脳波のこと。

フットケア（足浴）をしてみよう

　足浴は、足をお湯などで温めることで、足の疲れを和らげたり、足先の血流を促して全身の血行をよくしたり、精神的にもリラックスさせる効果があるといわれます。これに精油を加えることで、その効果はさらに大きくなります。

　では、アロマテラピーを活用するとどのような効果があるのか、実際の例で見てみましょう。

●**事例**

　80歳代後半。8年前から認知症を発症。高血圧。物忘れ。日に日に物忘れがひどくなり、数秒前に話した内容を繰り返す、同じ質問をする、以前購入した商品をまた購入する、といった行動が見られます。そして、「家ではやることがない」とつまらなさそうにしていました。

▼準備

- 高齢者のため、0.5パーセント濃度。
  主訴：足の冷え、浮腫（むくみ）
- 使用した精油
  - ・スイートオレンジ（血流促進を促し、身体を温める、気分を高揚する効果）
  - ・ブラックペッパー（唾液の分泌を促す、食欲をわかせる効果）
  - ・ジュニパーベリー（老廃物を排出）

  気分や体調に配慮し、好みの香りの精油を選択する。
- タライやバケツ、足浴専用容器、バスタオル
※精油の使用量の目安は、全身浴1〜5滴、半身浴・手浴・足浴1〜3滴です。

▼手順

❶容器に、温度を調整しながら、くるぶしまで浸かるくらいの湯を入れる。
❷精油を加え、よくかき混ぜる。
❸フットケアを実施する。

●**結果評価**

　導入後は、特に表情に変化が見られ、訪問時のフットケアを希望し、訪問を楽しみにしてくれるようになりました。精油の香りやハーブの香りを嗅覚で感じることによる快の刺激の効果だと考えられます。

　家でのにこやかで楽しそうな表情が少しずつ見られるようになりました。

　アロマテラピーは、認知症の療養者の意欲の改善に役立てられる可能性があります。

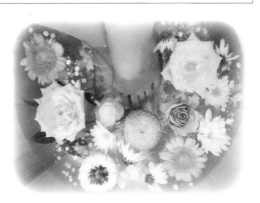

アロマテラピーによる豊かな環境の提供には、香りだけでなく五感への介入が必要

アロマテラピーは、香りを嗅ぐことで効果が期待できますが、嗅覚のみにアプローチするのではなく、五感のすべてに刺激を与えることで、療養者のストレスや不安の緩和、痛みの緩和など様々な効果が期待できます。

家族がそばにいて、やさしい手のぬくもりに触れ（触覚）、大切にされていると感じる事例を紹介しましょう。

終末期の療養者への、アロマテラピーによる香りと五感への介入の事例です。信頼できる家族の笑顔（視覚）、座位になって聴く好みの音楽（聴覚）、自宅の庭に咲く花の香り（嗅覚）を取り入れつつ、アロマテラピー活用のフットケアによる、家族がそばにいて大切にされている感覚（触覚）への介入をします。療養者は、呼吸が楽になり、痛みが和らぐことでしょう。

また、脳梗塞で意欲の低下が見られ、部屋に閉じこもり、食欲も低下していた療養者であれば、音楽を聴いてもらいながら、アロマテラピーを活用した手浴を行います。すると、ほんの少しとはいえ本人の大好きな食べ物を食べることができて、生きる力が感じられるような変化が見られることもあります。

その他の先行研究では、アロマテラピーの効果について、以下の実験が知られています。松永慶子氏らの研究（2013年）では、介護が必要な後期高齢者に「オレンジ」の香りの介入を行うことで、就眠と覚醒に影響を及ぼしたことが確認されています。オレンジの香りによって、ミカン狩りの思い出を話してくれる（回想）などの効果も得られます。ミカンの花〜♪などと歌い始めるかもしれません。

さらに、精油の選択についてです。利用者本人や家族から「おすすめの香りは何ですか？」と聞かれることがあります。精油の成分も大切ですが、「その人が好きな香り」を選ぶことで効果が高まります。いくつかの精油の中から選択してもらいましょう。

高齢になると、嗅覚の衰えによって香りがわかりにくくなります。アロマテラピーのケアは、継続することで脳への刺激から気持ちが変化してくることもありますので、より豊かな気持ちになるケアを楽しんでもらってください。

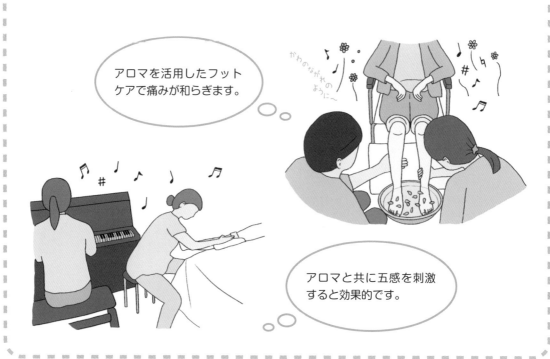

アロマを活用したフットケアで痛みが和らぎます。

アロマと共に五感を刺激すると効果的です。

chapter 9

訪問看護における
感染対策

インフルエンザやノロウイルス、そして新型コロナウイルスなどによる
感染症に対して訪問看護では、看護職が感染しない・感染させない・
持ち込まない・持ち出さない、などの感染予防が重要です。
ここでは感染対策において特に留意したい、
感染経路や予防対策を知っておきましょう。

訪問看護における感染症対策

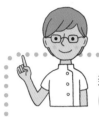

新型コロナウイルス（COVID-19）などによる感染症に対して、訪問看護師は、その感染経路を知って、感染予防の対策に努めなくてはなりません。

✚ 訪問時の感染予防とは

感染症の多くは、病原体の感染経路が知られています。新型コロナウイルスの場合は、マスク＊と手洗い（手指消毒）で感染を防ぐことができます。

● 感染経路と予防のケア

ノロウイルスやCOVID-19などの感染経路には飛沫感染、接触感染、空気感染があります。

感染症対策で特に重要なことは、飛沫感染を予防するためのマスクの着用やうがい、接触感染を予防するための手洗いを十分に行い、さらには、粘膜から感染しないように留意することです。

ウイルスには、アルコールで退治できるものとそうではないものがあります。例えば、ノロウイルスに対してアルコールは効果がなく、次亜塩素酸水が効果的です。

一方、COVID-19の感染予防には次亜塩素酸水＊でもアルコールでも効果があるといわれています。

● 訪問時の感染対策

訪問看護師は、外界からウイルスなどの病原体を持ち込む可能性があることを十分に認識し、必要な対策をとった上でケアに入ることが必要です。

「持ち出さない」とは、療養者が感染症を有する可能性も想定し、看護師自身がうつらないように注意することです。

以上のためには、下に示す項目を守るようにしましょう。

・訪問時は、訪問看護師が着用してきた上着は玄関近くで脱ぎ、利用者の部屋に持ち込まない。
・使用していたマスクの外側の表面にはウイルスが付着していると考え、屋内では外し（廃棄が理想）、室内用のマスクに替える。
・マスクは両面のどちらにも触れない。
・利用者の居室には、極力、必要なもののみ持ち込むようにする。
・洗面所を借用して手を洗い、ガウンや処置用エプロンを着ける。
・利用者へのケアを行ったあとは手を洗い、処置用手袋やエプロンを外す（手を洗う、顔を洗う、うがいをする、眼鏡をしている人は眼鏡を洗うのが理想）。
・利用者宅を出たあとは、玄関扉に触れているので、アルコールジェルなどで手指消毒を行う。

● ノロウイルス対策

感染症対策の第一は手洗いです。

ケアごとの手洗いができない場合、アルコールジェルなどを使用します。ただし、ノロウイルスには、アルコールは効きません。ノロウイルスの感染予防には前述のとおり次亜塩素酸水を用います。

● 予防のためのマスクとは

元来、マスクは人にうつさないために着けるものです。ここでは予防のためのマスクについて考えてみましょう。

飛沫感染、空気感染の予防のためにマスクを着用して外出した場合、着用しているマスクの外側には、ウイルスが付着していると考えましょう。

したがって、感染予防のために外出時にマスクをした場合、マスクの外側には触れないように留意します。

加えて、N95のマスク*でない限り一般の紙マスクや布マスクは、ウイルスなどの飛沫感染予防には絶対ではありません。ウイルスはマスクをすり抜けるからです。それゆえ、マスクを外したあとには、うがいや洗顔をする必要があります。

● マスクの着用の方法

❶ ノーズワイヤを鼻の形に合わせます。

❷ ひだを伸ばし、顔の下半分をマスクで包むように、顎の下までカバーします。

❸ 口と鼻をしっかり覆っていることを確認します。

▼ マスクの着け方

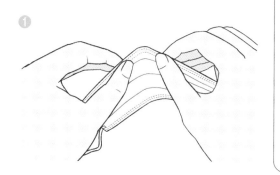

ワンポイント

豊橋技術科学大学のプレリリースによると、マスクからの「吐き出し飛沫量」は、①ウレタンマスク50%、②布マスク18〜34%、③サージカルマスク20%、④フェイスシールド80%、⑤マウスシールド90%です。フェイスシールドやマウスシールドは、小さな飛沫に対しては効果がなく、エアロゾル*を防ぐことはできないといわれています。

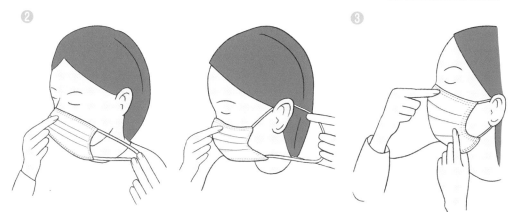

---

*…マスク	ここで述べるマスクとは、コロナウイルスや結核菌などの感染対策で使うN95のマスクなどではなく、サージカルマスクのこと。
*次亜塩素酸水	アルコールよりも細菌・ウィルスを死滅させ、除菌力が強いことが特徴。また、消臭作用もあり、トイレやキッチンなどでも使用可能。次亜塩素酸ナトリウムとは異なる。間違えないように気を付けたい。
*N95のマスク	空気予防策において医療者が着用するマスク。直径0.3mmを飛沫核として95%以上遮断される（アメリカ国立労働安全衛生研究所の基準による）。
*エアロゾル	気体中に浮遊する微小な液体または固体の粒子と、周囲の気体との混合体をいう（日本エアロゾル学会HPより）。

● **マスクを外す方法**

❶汚染面＊（マスクの両面）に触れないように、ひもの部分を持って耳から外しましょう。片手で行うと汚染面に触れやすいので両手で行います。

❷汚染面に触れないように廃棄します。

　一度使用した紙マスクは、必ず廃棄します。

　そうしたことができない場合は、常に自分自身に接触感染のリスクがあると考え、アルコール消毒や手洗い、うがいをするようにしましょう。

▼マスクの外し方

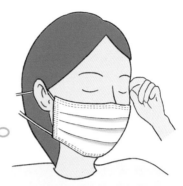

> マスクの両面を触らないようにして外します。

接触感染の予防

　接触感染とは、利用者の皮膚に、直接接触による処置時や体位変換時、入浴介助時など、体に接触する必要があるケアのときに伝播する感染と、利用者の持ち物やテーブル、ドアノブを介した間接接触による感染があります。ウイルスの付いた手で口や鼻を触ることで感染する可能性があります。主な感染源は、新型コロナウイルスのほか、MRSAやノロウイルス、疥癬などがあげられます。

　手指消毒や聴診器などの物品を、利用者各自の専用のものにするなどで予防します。

粘膜からの感染対策

　ウイルスや菌は、粘膜から感染するものです。

　飛沫を浴びたり接触してウイルスや菌が身体に付着してもすぐに感染するわけではありません。感染の多くは粘膜からです。眼の粘膜からも感染する可能性があります。眼に触れる際には注意しましょう。

　手指を洗うだけでなく、眼の粘膜からの感染に気を付けて顔を洗う、のどの粘膜からの感染を予防するためにうがいをする、といったことも大切です。

＊**汚染面**　汚染面は外側と内側の両面だと考え、マスクを外す際にはゴムのみを持ち、汚染面に触れないこと。

手洗い、すり込み式手洗いについて

正しい手洗いは、感染のリスクを大きく減らせます。ここでは、手洗いがどれだけ感染防止に役立つか、その理由と効果のある手洗いの方法、かける時間などについて説明しましょう。

● **石けんでの手洗いまたはすり込み式手洗い**

ウイルスや菌の洗い残しがないよう、20〜30秒ほどかけて十分に手洗いをしましょう。すり込み式アルコールでも、すり込む時間とすり込む手順は、石けん液による手洗いと同様です。

利用者に手洗いを指導する際は、手洗いが楽しくできるよう、利用者の好きな歌などをもとに30秒くらいの歌を考えてもらうのもよいでしょう（ハッピーバースディトゥユーを2回、「ふるさと」の一節を1回歌うなど）。

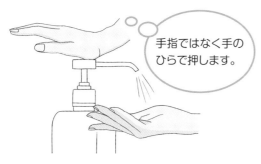

手指ではなく手のひらで押します。

チェックポイント

・洗い残しが多い部分は、「爪、指先、指の間、親指と人差し指の間、手首」＊です。
・利き手の洗い残しが多くなるのは、洗いにくさが原因です。留意しながら洗いましょう。

▼手洗いの手順

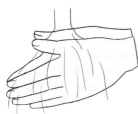

❶まず手指を流水でぬらす

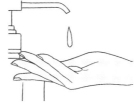

❷石けん液を適量、手のひらに付ける

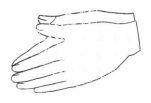

❸両手のひらをすり合わせ、よく泡立てる

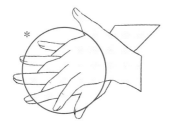

❹手の甲を、もう片方の手のひらでもみ洗う

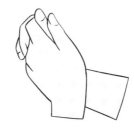

❺指を組んで両手の指の間をもみ洗う

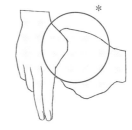

❻親指をもう片方の手で包み、もみ洗う

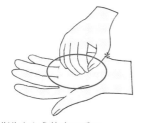

❼指先をもう片方の手のひらでもみ洗う

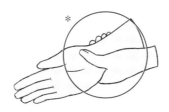

❽両手首まで丁寧に洗う

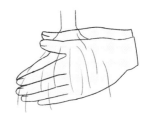

❾流水でよくすすぐ。そのあと、ペーパータオルで水気をよく拭き取る

どこにウイルスや菌は付着しやすいのか？

COVID-19などのウイルスや菌は、飛沫として空気中を漂うほか、接触により室内のいろいろなものに付着します。高頻度に接触する場所には注意し、アルコールシートで拭いたり、消毒ミストを活用したりしましょう。

・玄関・部屋・トイレの入り口の扉
・水道の蛇口、トイレの水洗ボタンなど
・電気のスイッチ
・電話機・PCやタブレットのキーの部分、テレビや録画機器のリモコン

● **家族に感染者がいる場合に注意すること**
・部屋を別にする（過ごす場所を可能な限り分ける）
・食事時間をずらす（無理な場合は、向き合って食べない。同じ方向を向く）
・特に共有スペース環境を整える
　① 洗面所（歯磨き粉、タオルを専用にする）
　② 歯磨き後のエアロゾルに注意する（アルコールシートで拭く）
　③ トイレでタオルを共有しない（使い捨てペーパー、蓋付きごみ箱を設置する）
　④ 手すり、ドアノブなどは、熱水、あるいは塩素系漂白剤を薄めて拭く

感染とたたかうためには、免疫機能の維持・強化が大切

感染しやすい人とそうではない人がいます。両者はどのような点で違っているのでしょう。

高齢者や抗がん剤治療を受けている人は、感染しやすい要因に免疫機能の低下が大きく関係します。十分な睡眠やバランスのよい食事を摂り体力を付け、免疫機能を高めることで感染症を防ぎましょう。

訪問時には、許諾を得て、療養者の体温計を使用させてもらっています。訪問時に使用するもの（例えば、筆記用具）を利用者と共有せず区別するなどの工夫をしています。

ベテランナース

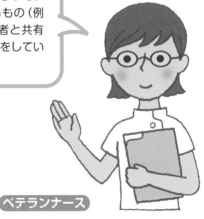

むすびに

　在宅における訪問看護は、病棟の看護に比べて療養者の医療から生活支援までケアの範囲が広く、やりがいが大きい一方、訪問看護歴3年が経過しても悩みや不安が多いといわれます。

　訪問看護の利用者の多くは高齢者ですが、近年、子どもの利用者も増えています。従来、子どもの訪問看護は個別性が高く、ステーションの受け入れ数が少ないことが問題となっていました。そのため、入院している子どもが本来ならば退院できる状況であるにもかかわらず、退院後の家族による育児に懸念があり、NICUに入院したままといったケースもありました。しかし、こうした子どもの利用者を積極的に受け入れることで訪問看護のケアが多様になり、生活期リハビリ支援の観点からも訪問看護への期待が高まっています。乳幼児から高齢者まで、多くの人が在宅での看護を希望しておられるいま、訪問看護には利用者のライフステージに応じた特有のケアとその支援が求められているからです。加えて、訪問看護では療養者の生活の質を高めることが重要であり、限られた訪問時間でも技術的なケアだけでなく安らぎと癒やしを与えるような、心地よい環境づくりが求められています。

　最近、ドイツやデンマークなどの国のほか、日本でも訪問看護に自然療法のアロマテラピーやメディカルハーブケアが取り入れられています。

　本書では、こうした療法を生活習慣の中に取り入れることにより不快な症状を改善し、生活の質を高めるツールとして活用していただくことも目指しました。

　訪問看護において重要なのは、生活者が主体であるということです。支援する専門職が行うケアでは、エビデンス（根拠）を重視し、"生活者のための"訪問看護とすることが大切です。そのために本書を活用していただければと願っています。

2021年3月　　　　　　　　　　　　　　　　　　　　　青山　泉

索引

参考文献・サイト

chapter 1　訪問看護の意義と実務

●公益社団法人日本訪問看護財団 (2018)：訪問看護基本テキスト, 日本看護協会出版会

●JVNF 公益財団法人日本訪問看護財団 (https://www.jvnf.or.jp/)

●公益社団法人日本看護協会 (https://www.nurse.or.jp/)

●一般社団法人全国訪問看護事業協会 (https://www.zenhokan.or.jp/)

●社保審 介護給付費分科会 資料 (https://www.mhlw.go.jp/file/05-Shingikai-12601000-Seisakutoukatsukan-Sanjikanshitsu_Shakaihoshoutantou/0000170290.pdf)

●蒔田寛子他 (2018)：在宅ケアにおける専門職の観察の視点－訪問看護師, 訪問リハビリ職, 訪問介護職, 訪問栄養士の職種の違いから－ Observation Viewpoints on Home Health Care: Occupational Differences between Visiting Nurses, Visiting Therapists, Home Care Workers, and Visiting Dietitians Bulletin of Toyohashi Sozo University, No. 22, 19-34

●山田雅子 (2016)：訪問看護 これまでと, これから, 聖路加看護学会誌 Vol.20 No.1

●河野あゆみ編集 (2018)：強みと弱みからみた在宅看護過程, 医学書院

●杉山良子 (2012)：転倒・転落防止パーフェクトマニュアル, 学研

●水戸美津子編 (2014)：新看護観察のキーポイントシリーズ 在宅看護, 中央法規出版

●椎名美恵子・家崎芳恵監修 (2018)：ナースのためのやさしくわかる訪問看護, ナツメ社

chapter 2　訪問看護師と多職種連携

●栗林令子監修：訪問診療・訪問看護のための在宅診療報酬Ｑ＆Ａ 2019年版, 医学通信社

●日本訪問リハビリテーション協会編 (2016)：〔新版〕訪問リハビリテーション実践テキスト, 青海社

●大川弥生 (2004)：介護保険サービスとリハビリテーション ICFに立った自立支援の理念と技法, 中央法規出版

●大川弥生 (2009)：「よくする介護」を実践するためのICFの理解と活用, 中央法規出版

●国際生活機能分類 (http://livedoor.blogimg.jp/renge_staff/imgs/9/7/97bac0f3.jpg)

●厚生省大臣官房障害保健福祉部 (2000)：障害者・児施設のサービス共通評価基準

●酒井郁子 (2005)：超リハ学 看護援助論からのアプローチ, p432, 文光堂

●一般社団法人全国訪問看護事業協会編 (2018)：訪問看護事業所における看護職員と理学療法士等のより良い連携のための手引き

●亀井智子他 (2018)：高齢者看護学 第３版, 中央法規出版

chapter 3　フィジカルアセスメントと生活機能支援

●椎名美恵子・家崎芳恵監修 (2018)：ナースのためのやさしくわかる訪問看護, ナツメ社

●山勢博彰編著 (2015)：「まるごとやりなおしのフィジカルアセスメント チャートとイラストで見てわかる！」, メディカ出版

●道又元裕編著 (2016)：訪問看護のフィジカルアセスメントと急変対応, 中央法規出版

●岩谷清一他 (2014)：〔特集〕動きを支援するポジショニング・シーティング、車椅子クッションの選択と調整, リハビリナース 48 p53

●黒田留美子 (2010)：健康長寿ネット家庭でできる高齢者ソフト食レシピ2, 河出書房新社

●日本介護食品協議会：ユニバーサルデザインフード

●農林水産省：スマイルケア食(新しい介護食品)

●厚生労働省：高齢者の低栄養防止・重症化予防等の推進について (平成28年9月2日資料2-3)

●消費者庁：栄養成分表示を活用しよう⑤ (高齢者の低栄養予防)

●嚥下調整食・介護食の食形態検索サイト 食べるを支える (https://www.shokushien.net/)

●日本病態栄養学会編 (2013)：病態栄養ガイドブック, メディカルレビュー社

●宮澤靖：経腸栄養の基礎シリーズ①, ジェフコーポレーション

●美濃良夫著, 医歯薬出版編 (2015)：カラー版 疾病の成り立ちと栄養ケア：目で見る臨床栄養学 UPDATE 第2版, 医歯薬出版

●大浦武彦他：最新褥瘡ケア 予防・治療・ケアのアップデート, 照林社

●山口浩司・栗本安津子・高野有子編, 種田明夫監修 (2017)：ケアに役立つ徹底図解 ここがポイント！見てわかる高齢者の皮膚トラブル：悪化させないケアのコツと褥瘡予防, メディカ出版

●一般社団法人日本褥瘡学会編 (2015)『褥瘡ガイドブック第2版』, 褥瘡予防・管理ガイドライン (第4版) 準拠, 照林社

●一般社団法人日本褥瘡学会編 (2015)『在宅褥瘡予防・治療ガイドブック第3版』, 褥瘡予防・管理ガイドライン (第4版) 準拠, 照林社

●EPUAP, NPUAP, PPPFA著, 真田弘美, 宮地良樹監訳：褥瘡の予防と治療クイックリファレンスガイド, メンリケヘルスケア

●宮地良樹・溝上裕子編 (2009)：褥瘡治療・ケア トータルガイド, 照林社

●日本褥瘡学会編 (2012)：在宅褥瘡予防・治療ガイドブック 第2版, 照林社

●渡邉千登世他 (2015)：治療・ケアの「こんなときどうする？」, 照林社

●大浦武彦・堀田由浩著 (2013)：OHスケールによる褥瘡予防・治療・ケア エビデンスのあるマットレス・福祉用具の選び方, 中央法規出版

●一般社団法人日本腎臓学会 (2018)：エビデンスに基づくCKD診療ガイドライン, 東京医学社

●厚生労働省監修：褥瘡の予防・治療ガイドライン, 照林社

●日本創傷オストミー・失禁管理学会編 (2017)：排泄ケアガイドブック, 照林社

●高橋眞一 (2015)：外用薬〝これだけ知って〟選択の基準, 『5月号臨時増刊号エキスパートナー』p18, 照林社

●一般社団法人日本創傷オストミー協会編 (2019)：IADベストプラクティス IAD-setに基づくIADの予防と管理, 照林社

●真田弘美・市岡滋・溝上祐子編著 (2016)：進化を続ける！ 褥瘡・創傷治療・ケア アップデート, 照林社

●田中秀子監修 (2019)：最新 創傷管理・スキンケア用品の上手な選び方・使い方 第4版, 日本看護協会出版会

●一般社団法人日本褥瘡学会編集 (2020)：在宅褥瘡テキストブック, 照林社

chapter 4　在宅医療と疾患別ケア

●水野勇司 (2011)：さまざまな事故や合併症に注意が必要〜気管切開の管理〜, 難病と在宅ケア

●道又元裕 (2012)：正しく・うまく・安全に 気管吸引・排痰法, 南江堂

●木下佳子他 (2019)：いざというときに困らない！ 人工呼吸器・気管切開まるわかり, 照林社

●道又元裕編著 (2015)：訪問看護のフィジカルアセスメントと急変対応, 中央法規出版

●2013 ACCF/AHA guideline for the Management of Heart Failure, Circulation

●筒井裕之 (2019)：急性・慢性心不全診療ガイドライン (2017年改訂版), 日本内科学会雑誌, 108巻5号

●小笠原知枝編著 (2018)：エンド・オブ・ライフケア (第2版), 日本看護協会出版会

●坂本明子 (2019)：慢性疾患を持つ高齢者の看護 高齢心不全患者のエンドオブライフケア, 臨床老年看護, 26巻6号

●小林修三監修 (2018)：やさしくわかる透析看護, 照林社

●一般社団法人全国腎臓病協議会 (https://www.zjk.or.jp/kidney-disease/expense/dialysis/)

●一般社団法人日本腎臓学会：エビデンスに基づくCKD診療ガイドライン2013
●宇都宮宏子他（2011）：これからの退院支援・退院調整 ジェネラリストナースがつなぐ外来・病棟・地域，日本看護協会出版会

chapter 5 在宅医療と小児看護

●梶原厚子（2016）：在宅医療が必要な子どものための図解ケアテキストQ & A〜家族といっしょに読める！，メディカ出版
●前田浩利監修（2016）：病気を持つ子どもと家族のための「おうちで暮らす」ガイドブックQ&A：医療的ケア・サポートが必要な子どもとの生活のヒント，メディカ出版
●公益財団法人日本訪問看護財団監修、田中道子他（2015）：Q&Aと事例でわかる訪問看護 小児・重症児者の訪問看護，中央法規出版
●厚生労働省医政局指導課在宅医療推進室：平成26年度小児等在宅医療連携拠点事業（https://www.mhlw.go.jp/file/06-Seisakujouhou-10800000-Iseikyoku/0000071084.pdf）

chapter 6 認知症のケア

●山口晴保編著（2016）：認知症の正しい理解と包括的医療・ケアのポイント，協同医書出版社
●河野和彦他（2012）：完全図解 新しい認知症ケア 医療編，講談社
●三好春樹他（2012）：完全図解 新しい認知症ケア 介護編，講談社
●河野あゆみ（2018）：強みと弱みからみた在宅看護過程，医学書院
●鈴木みずえ編集（2017）：多職種チームで取り組む認知症ケアの手引き，日本看護協会出版会
●河野和彦監修（2016）：ぜんぶわかる認知症の事典，成美堂出版
●山田律子（2013）：認知症の人の食事支援BOOK，中央法規出版

chapter 7 訪問看護における倫理と意思決定支援

●公益財団法人日本訪問看護財団監修（2018）：訪問看護基本テキスト 総論編，日本看護協会出版会
●三木明子監修（2019）：訪問看護・介護事業所必携 暴力・ハラスメントの予防と対応－スタッフが安心・安全に働くために，メディカ出版
●藤田愛他（2017）：訪問看護師が経験する「暴力」，訪問看護と介護 vol.22 no.11，医学書院
●厚生労働省（2018）：人生の最終段階における医療・ケアの普及・啓発の在り方に関する報告書
●清水哲郎他（2013）：本人・家族のための意思決定プロセスノート 高齢者ケアと人工栄養を考える，医学と看護社
●社団法人日本老年医学会編：高齢者ケアの意思決定プロセスに関するガイドライン 人工的水分・栄養補給の導入を中心として 2012年度版，医学と看護社
●高杉昇（2016）：もしもの時に役立つ幸せエンディングノート，一般社団法人家の光協会

chapter 8 アロマテラピーと訪問看護

●公益社団法人日本アロマ環境協会：アロマテラピー検定テキスト
●橋口玲子（2018）：新版 医師が教えるアロマ&ハーブセラピー，マイナビ出版
●菅野かおり（2011）：メディカルアロマ&ハーブのセルフケア事典，アスペクト
●林伸光監修（2005）：アロマテラピーコンプリートブック 上巻，BABジャパン出版局
●季刊セルフドクター2008年秋「嗅力を鍛えて脳を元気にする！」，ジャパンライフデザインシステムズ

● 松永慶子他 (2013)：オレンジ・スイートのにおいが要介護高齢者の就眠前不安にもたらす生理的影響, アロマテラピー
学雑誌 vol.13 (1) 47-54
● 古賀良彦：レモン、ラベンダー精油呈示時のP300（脳波）比較（写真提供）
● 古賀良彦 (2000)：香りが脳機能へ与える効果の脳波解析による測定, AROMA RESEARCH

chapter 9　訪問看護における感染対策

● 大野義一朗監修 (2013)：感染対策マニュアル 第2版, 医学書院
● L.J.Taylor, SRN, SCM：An evaluation of handwashing techniques-1, NURSING TIMES
1978;JANUARY(12):54
● 東京都福祉保健局調査 (https://www.fukushihoken.metro.tokyo.lg.jp/)
● 厚生労働省：新型コロナウイルスの消毒・除菌方法について (https://www.mhlw.go.jp/stf/seisakunitsuite/bunya/
syoudoku_00001.html)
● みよたまっちWater：データから見るマスクの効果（豊橋技術科学大学Press Releaseより, https://water.miyota-
match.com/)

執筆・編集協力

【執筆協力】
・看護師　清原 景子
・看護師　阿久津 奈都美
・リール訪問看護リハビリステーション茅ヶ崎　理学療法士　松橋 泰
・東京家政大学 看護師　芳村 麻衣子
・SOMPOケア株式会社 社会福祉士　加藤 寛
・アカラ・ケア訪問看護ステーション（鎌倉）看護師　本田 裕
・管理栄養士　足達 みさき

【編集協力】
オフィス イイダ
【本文イラスト】
タナカ ヒデノリ
【キャラクター】
大羽 りゑ

【著者】

上野　佳代（うえの　かよ）

看護師／社会福祉主事／介護支援専門員／老年学（修士）

関東学院大学看護学部 講師

看護師として、外科病棟、外科・耳鼻科外来、市区町村福祉保健センターにおける訪問看護、介護保険・自立支援認定調査員を経験。専門学校、短大、千葉県立保健医療大学看護学部高齢者・在宅看護学領域助教を経て2020年4月より現職。社会活動として、東京都内の暮らしの保健室の立ち上げに参画し、現在、地域の高齢者に健康に関する相談や講話を行っている。

青山　泉（あおやま　いずみ）

看護師

東海大学医療技術短期大学 助教／英国IFA 国際アロマセラピスト、AEAJ認定アロマテラピーインストラクター＆アロマセラピスト

アロマテラピーの心理学に関する研究を実施し、2018年修士号を取得。現在は助成金を受けて、「アロマテラピーによる癌性疼痛緩和」（KAKENHI）を継続研究。2020年4月より聖路加国際大学大学院看護学研究科博士後期課程 ニューロサイエンス看護学。

看護の現場ですぐに役立つ
訪問看護のキホン

発行日	2021年 4月 1日	第1版第1刷
	2022年 1月25日	第1版第2刷

著　者	上野　佳代／青山　泉

発行者　斉藤　和邦

発行所　株式会社　秀和システム

〒135-0016

東京都江東区東陽2-4-2　新宮ビル2F

Tel 03-6264-3105（販売）Fax 03-6264-3094

印刷所　三松堂印刷株式会社　　　　　Printed in Japan

ISBN978-4-7980-5484-1 C3047

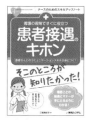

看護の現場ですぐに役立つ
患者接遇のキホン

臨床の接遇・マナー指導では「あたりまえのことがなぜできないの」という言葉をよく聞きます。しかし、その「あたりまえ」は育った環境によって異なるため、学習し練習することこそ重要です。本書は、患者さんとのコミュニケーションに必要な接遇・マナーを学習し、練習できるスキルアップノートです。院内での振舞い方、話し方、亡くなられた際の対応、メールの文面、クレームを受けたときの対応など知りたかったことがわかります！

【著者】 三瓶舞紀子　【発行】 2018年12月刊
【定価】 1,500円＋税　ISBN　978-4-7980-5419-3

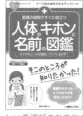

看護の現場ですぐに役立つ
フットケアの基本スキル

近年、糖尿病の人口が増加していることに伴い、合併症による糖尿病性足病変が増えています。そうした足のトラブルはフットケアで予防することができるため、早期発見、早期治療を含めたケアが重要になっています。本書は、糖尿病足病変を中心に様々な足トラブルに対応したフットケアの実践術を看護師向けに解説します。原因や発生機序、足病変の種類、糖尿病性足病変を予防するための診察や治療、セルフケアの方法などがわかります。

【著者】 中澤真弥　【発行】 2019年1月刊
【定価】 1,500円＋税　ISBN　978-4-7980-5387-5

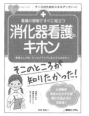

看護の現場ですぐに役立つ
消化器看護のキホン

消化器疾患の医療は目覚ましい発展を遂げていますが、効果的な治療をするにはチームの連携が不可欠です。なかでも、患者さんと密接な関わりを持つ看護師の役割は重要です。患者と医師、ほかの医療従事者、そして家族との連携をとるために、必要な知識や技術を身に付けなければなりません。本書は、看護の現場ですぐに役立つ消化器系の解剖生理学、疾患の症状、検査や診断、治療、看護技術やケアなどをイラストや図を使ってわかりやすく解説しました。

【著者】 中澤真弥　【発行】 2019年5月刊
【定価】 1,600円＋税　ISBN　978-4-7980-5384-4

看護の現場ですぐに役立つ
人体のキホンと名前の図鑑

看護師にとって解剖学の基礎知識は必須です。けれども、複雑な人体の形態・構造をすべて把握することは容易ではありません。本書は、看護の現場で必須の人体の構造について、大きなカラーイラストを交えながら学べるようにした入門書です。コメディカルにとって重要な部分を抜き出して解説しているので、忙しい看護師の効率的な復習にも最適です。重要語句は赤文字になっているので、赤シートで穴埋め問題としても使えます。

【著者】 雑賀智也　【発行】 2019年11月刊
【定価】 1,500円＋税　ISBN　978-4-7980-5691-3

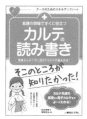

看護の現場ですぐに役立つ
カルテの読み書き

看護師が日々の看護を実践するうえで欠かせないもの、それがカルテです。本書は、看護記録に限定されない、多職種が共同で使用する「カルテ」について基礎から電子カルテまで丁寧に解説しました。医者、看護師だけでなく、コメディカルが患者とどのように接してどのような記録をしているかを知り、カルテから読みとることができるようになります。医療安全管理の推進を図ると共に、情報共有、ヒューマンエラーの防止にも役立ちます。

【著者】 松井美穂・雑賀智也（編著）　【発行】 2019年12月刊
【定価】 1,400円＋税　ISBN　978-4-7980-5782-8

看護の現場ですぐに役立つ
救急看護のキホン

救急搬送は年々その数を増し、年570万件を超えました。さらに、高齢化・核家族化が進み、介護や生活の問題などもからみ、内容が複雑化しています。本書は、看護の現場で働く医療従事者のために、救急看護の基本であるトリアージや生活行動の援助、緊急薬剤の使用方法などを、イラスト付きの平易な文章でわかりやすく図解した入門書です。救急医療をチームとして行うための知識・技術・コミュニケーション力が身に付きます。

【著者】 志賀 隆・冨田敦子・野呂美香・菱沼加寿子（訳）・奥村将年・森 一直・林 実・石塚光太郎・小出智一・大楠崇浩
【発行】 2020年2月刊　【定価】 1,500円＋税
ISBN　978-4-7980-5690-6

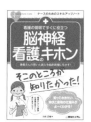

看護の現場ですぐに役立つ
脳神経看護のキホン

新人ナースが看護の現場に立つと、参考書と臨床で異なることが多く、看護の知識を現場に落とし込むのに苦労することがよく起こります。そんなときに役立つのが、患者さんの率直な言葉です。本書は、脳神経看護の基礎知識や技術について、著者が看護の現場で学んだ知識や、患者さんから学んだことをより詳しく、わかりやすく、簡単に解説した、ナースのための入門書です。臨床で困ったときにすぐに立ち返れる脳神経看護本としても使えます。

【著者】 久松正樹　【発行】 2020年3月刊
【定価】 1,500円＋税　ISBN　978-4-7980-5688-3

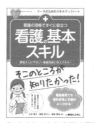

看護の現場ですぐに役立つ
看護の基本スキル

看護師になりたててで、すべての基礎看護技術を理想通りにこなせる人はいません。しかし、その中ですぐに身に付けたい、特に大事な技術がコミュニケーションのとり方や、自分の感情を支えるスキルです。本書は、新人看護師を対象に、現場で役立つ看護の基本スキルを図解でわかりやすく解説した入門書です。看護技術の手順で最優先すべきことを病棟の日勤帯の流れに沿って解説しているので、新人看護師にとっても馴染みやすく、看護業務にすぐに役立つ内容となっています。

【著者】 大坪陽子・岡田宏子・雑賀智也（監）　【発行】 2020年3月刊
【定価】 1,600円＋税　ISBN　978-4-7980-5783-5

ナースのための
スキルアップ
ノート

看護の現場ですぐに役立つ
シリーズのご案内

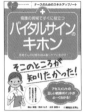

看護の現場ですぐに役立つ
バイタルサインのキホン

いま、看護職の方が働く現場は、病院だけでなく在宅も含めて大きく広がっています。様々な現場で活躍している看護師は、他の医療・介護職の方と協働することも増えてきました。本書は、新人や基本を学びなおしたい看護職のために、バイタルサインを正しく観察・測定・評価して伝える技術を、豊富なイラストでわかりやすく簡潔に解説した入門書です。バイタルサインがわかると、患者さんや家族の方に適切な説明ができます！

【著者】 横山美樹・西村礼子・太田雄馬　【発行】 2020年3月刊
【定価】 1,500円＋税　ISBN　978-4-7980-5787-3

看護の現場ですぐに役立つ
糖尿病看護のキホン

糖尿病患者数は増加しており、専門の病棟や外来だけでなく、どの領域の看護師であっても糖尿病看護に関する知識を持っておくことが必要です。本書は、糖尿病の病態や合併症、治療など医学的知識を整理しながら、患者さんの心理的側面や社会的側面も考慮しつつ看護できるようにわかりやすく解説した、ナースのためのスキルアップノートです。患者さんの生活スタイルに合わせた支援の方法を学び、その人らしい人生を送れる手助けをしましょう。

【著者】 柏崎純子　【発行】 2020年4月刊
【定価】 1,600円＋税　ISBN　978-4-7980-5834-4

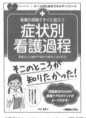

看護の現場ですぐに役立つ
症状別看護過程

「看護過程とは何か？」と聞かれて、どう答えますか？ ベテラン看護師でさえ、納得のいく答えを言える人は少ないのではないでしょうか。類書を調べてみてもほとんど説明されないまま、いきなり「症状別」や「疾患別」の解説が始まっています。本書は、「看護過程」をきちんと理解してもらったうえで、その具体的な中身を解説しています。看護学生から臨床経験を積んだ看護師まで、本書を通してじっくり学んでいただけるように、との思いを込めて執筆しました。

【著者】 大口祐矢　【発行】 2020年5月刊
【定価】 1,500円＋税　ISBN　978-4-7980-5928-0

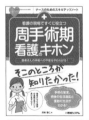

看護の現場ですぐに役立つ
周手術期看護のキホン

近年、周手術期医療における入院期間が短縮化しています。そのため、手術に挑む患者がどのような心理状態にあり、どのような不安を抱くのかをじっくり把握する時間も短くなっています。本書は、周手術期医療について「経過が早くて追いつけない」「確認事項や観察項目が多くて緊張する」「ドレーンやチューブ管理が苦手」など不安や悩みを抱えるナースのために、技術と患者心理をわかりやすく解説した入門書です。安心安全な手術療法を支える技術を身に付けましょう。

【著者】 兒嶋章仁　【発行】 2020年7月刊
【定価】 1,500円＋税　ISBN　978-4-7980-5214-4

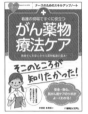

看護の現場ですぐに役立つ
がん薬物療法ケア

抗がん剤治療を受ける患者が増加するとともに、がん薬物療法看護の重要性が増しています。しかし、その知識は複雑で、実践する看護師から「怖い」「苦手」「不安」という発言をよく耳にします。本書は、忙しい看護師のために、がん薬物療法の基礎知識と看護技術のポイントをわかりやすくまとめた入門書です。抗がん剤とはどういうもので、どう取り扱うのか、副作用はどこを観察すればよいのかなど、必須の知識がすぐに身に付きます！

【著者】 中別府多美得　【発行】 2020年4月刊
【定価】 1,600円＋税　ISBN　978-4-7980-5689-0

看護の現場ですぐに役立つ
循環器看護のキホン

食生活の欧米化や高齢化の進行により生活習慣病が増えています。それに伴い、循環器疾患も急増し、将来的な課題となっています。本書は、現場で働くナースのために循環器看護の基本である解剖整理、疾患、症状、検査、診断、治療などをわかりやすく解説し、苦手な人でも基礎から学ぶことができる循環器看護の入門書です。必要となる頻度の高い知識を優先した内容をコンパクトにまとめているので、日々忙しい看護師の参考書として最適です。

【著者】 中澤真弥・雑賀智也(監)　【発行】 2020年5月刊
【定価】 1,600円＋税　ISBN　978-4-7980-5385-1

看護の現場ですぐに役立つ
看護英語のキホン

病院で外国人と接する機会が増えてきました。「英語をちゃんと喋らないと…」「伝わらなかったら…」「聞き取れなかったら…」という苦手意識を感じている看護師は多いはずです。でも本書があれば大丈夫！ 英語が話せなくても、外国人患者との意思疎通がはかれるように、対応のポイントと看護のキホン英会話をレクチャーします。巻末にはシチュエーション別に指差し会話ができる例文、さらに診察申込書や問診票のサンプルも満載しました。

【著者】 松井美穂　【発行】 2020年6月刊
【定価】 1,500円＋税　ISBN　978-4-7980-5864-1

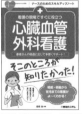

看護の現場ですぐに役立つ
心臓血管外科看護

看護師は病院や在宅において、患者と関わる時間が最も長い医療者です。そんな看護師が外科手術を受けた患者のわずかな変化に気づけるなら、患者や家族を救うことになります。本書は、若手看護師のために、心臓血管外科看護の基礎知識を解説したスキルアップノートです。解剖生理の基本だけでなく、人工心肺装置や補助循環などの知識、患者へのケア、術後リハビリテーション、在宅リソースの活用など、気づきにつながる幅広い知識が身に付きます。

【著者】 前田浩　【発行】 2020年7月刊
【定価】 1,500円＋税　ISBN　978-4-7980-5785-9